U0341080

董任岐 唐承继◎编著

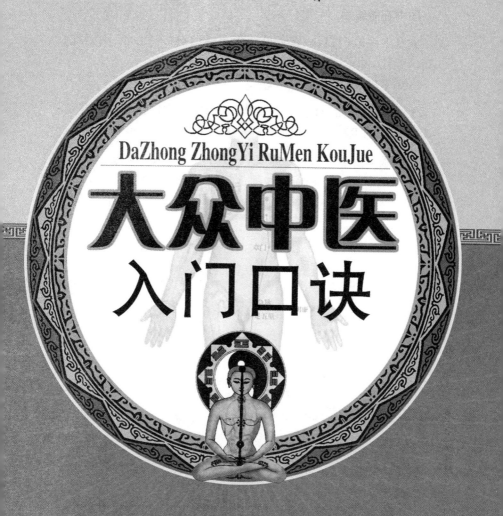

DaZhong ZhongYi RuMen KouJue

大众中医
入门口诀

人人都能懂中医 人人都可治未病

中医古籍出版社

图书在版编目（CIP）数据

大众中医入门口诀/董任岐，唐承继编著．—北京：中医古籍出版社，2015.2

ISBN 978 – 7 – 5152 – 0562 – 5

Ⅰ．①大…　Ⅱ．①董…　②唐…　Ⅲ．①中国医药学—普及读物　Ⅳ．①R2 – 49

中国版本图书馆 CIP 数据核字（2014）第 313179 号

大众中医入门口诀

编　　著	董任岐　唐承继
责任编辑	刘从明
封面设计	高　杨
出版发行	中医古籍出版社
社　　址	北京东直门内南小街 16 号（100700）
印　　刷	三河市华东印刷有限公司
开　　本	880mm×1230mm　1/32
印　　张	8.75
字　　数	260 千字
版　　次	2015 年 2 月第 1 版 2015 年 2 月第 1 次印刷
书　　号	ISBN 978 – 7 – 5152 – 0562 – 5
定　　价	22.00 元

前　言

中医不仅是一门治病救人的技术，同时还是一种文化，几千年来与中国人的生活息息相关，像中华民族的血缘一样流传下来。古人云：上医医国，中医医人，下医医病。就是把治病救人和经世济民相提并论，给医者以崇高的地位。但近百年来，西医随着西方的坚船利炮一起征服了古老的中国，并且征服了中国的文化和中医。首先是文化精英们鄙视中医，最后，就连中医自己也妄自菲薄了。特别是面对商品经济大潮的冲击，经济利益的诱惑，中医更是岌岌可危了。从前，"但愿世间人无病，哪怕架上药生尘"是每一个医者的座右铭，而如今开药提成成了医院通行的惯例。好在近年来，中国日益强大了，西医的弊端也逐步显现出来，大家忽然觉得中医还是有不少好处的，于是想起了中医，也开始了思考中医、挽救中医。

中医和西医都是治病救人的技术，但他们是不同文化体系的产物。中医重视整体辨证施治，把人当成一个有机的整体，透过病症的表象追寻其产生疾病的根源，通过系统的调整而恢复健康。而西医则重视局部的具体的病变，以对抗的方式直接解决，把人体当成了一个机器。中医的代表是银针和草药，而西医的代表是手术刀和化学药物。应该说中西医各有所长，但个人觉得中医更胜一筹。中医尊重生命，把人当人，目的是要人健康，要人不生病，重视治未病。西医却一定要各项指标出现了异常，才"对症下药"，这时已为时已晚。再说，正常和异常也因人而异。

我行医带徒近70年，医人无数，也算是造福一方，积累了大量治病和带徒的经验。我现已年近90，目睹中国由弱变强的过程，为现在国家繁荣富强而自豪，也为中医近年来受到越来越多的人的重视而欣慰。虽然大家都想知道了解一点中医常识，对自己养生治病有所帮助，但中医典籍浩繁，文字深奥，现代教材也多内容繁杂，令人望而生畏，虽对中医有热情，但总觉隔了一层。因而为了传承中医，让更多的人受益，笔者以几十年的经验，将中医中药的基本知识高度精炼浓缩，编成口诀，便于读者诵读记忆。

这本小册子，分为上下两编。上编为中医入门口诀，由我和我的徒弟唐承继院长共同编写。介绍了中医辨证施治的基本方法，以及常见病的症状、病因和治疗方法。下编为中药入门口诀，由我单独编写，介绍了常见中药的药性、功能和用法。最后附录了李东垣原著的《药性赋》。

这一本小书可以为两方面的读者带来益处。一种是想学习中医而又不得入其门的人，通过反复的阅读和背诵，很快就能进入中医的殿堂，至于更高的追求，就要看个人的努力和悟性。另一方面，对每一个重视自己的生命和健康的人，都是有帮助的，经常翻阅，一些小毛病就可以自己判断、调理，防病于未发、初发。当然，如果您真的病了，还是建议您去看医生，听取专家的意见，不要耽误了治疗。不过，如果您具备了一些中医的基本知识，那么和医生交流起来，就会更容易一些，诊断就可能更准确一些，疗效也会更好一些。

目 录

目录

大
众
中
医
入
门
口
诀
▲

第九章 内科症状辨证口诀 ·········· /49

目
录

下篇　中药入门口诀

目录

目录

上篇　中医入门口诀

董任岐　唐承继　编著

　　中医入门口诀，为了使初学中医者或西医学中医的能够全面概括地了解中医的基本理论知识，按中医的四诊、八纲、常规治法、六经辨证、气血津液辨证、卫气营血辨证、六淫辨证、脏腑辨证、内科症状辨证、常见病、妇科病、汤方等十二类，采用诗歌体裁编成口诀，通俗易懂，易记能背，可以作为初学中医者，启蒙必读之书。

第一章　四诊辨证口诀

中医在长期的医疗实践中，总结出了四种论断疾病的方法，这就是望、闻、问、切四诊。望诊就是医生运用视觉来观察病人全身或局部的神、色、形、态的变化；闻诊就是医生凭听觉和嗅觉辨别病人的声音和气味的变化；问诊即通过询问病人和家属，了解疾病的发生与发展过程，以及目前症状及其他与疾病有关的情况；切诊包括切脉和按诊，是切按病人的脉搏和触按病人的皮肤、手、腹部、四肢及其它部位以诊断疾病的方法。

中医认为，气血运行，感应传导，能传递病邪。反映病变的通路是经络，经络具有联络脏腑肢节、沟通上下内外的功能，象电话网络一样将人体紧密地联结成一个统一的整体，所以局部的变化通过经络可以影响全身，内脏的病变可以反映到体表，所谓"有诸内必形诸外"，相反，中医通过对外部的诊察，也可以推测内脏的变化，这就是中医诊断疾病的基础和依据。

第一节 望诊

1. 望神

病情轻重靠望神，安静不躁病在阴，
血虚津亡多恍惚，呆钝沉郁伤七情。
烦躁不安神气竭，热入心包神不清，
疲惫见于虚劳后，胸中了了不须惊。

2. 望色

气血盛衰靠望色，黄主湿邪赤主热，
色青为风肝所属，肾病为劳多见黑。
白为寒邪肺令当，鲜明晦暗分开说，
后者在里前在表，久病新病要晓得。

3. 望形态

观望形态也重要，分清肥胖与消瘦，
胖者湿多易生痰，中风暴厥费劳够。
瘦者津少阴血虚，相火易亢多劳嗽，
指甲肌肉膝骨筋，临床辨证开心窍。

4. 其它形态

角弓反张痉病容，口眼歪斜掉线风，
毛悴色夭肺痿病，肌肤甲错血劳生。
项强落枕太阳症，手足抽搐急惊生，
下肢瘫软为足痿，偏枯震颤各不同。

5. 望头面

头面肿大大头瘟，肾炎风肿及疮疔，
囟凸督火攻脑髓，反之先天不足成。

大众中医入门口诀

囟门不合亏肾气，摇头要辨久与新，
久病体弱是虚证，暴发风邪体壮人。

6. 望头发

黑发正常白血衰，气血诸热黄发来，
脱发精虚血液燥，发枯虚极必成灾。
作穗小儿疳积见，发润好坏自安排，
血气未衰预后好，汗出而喘肺绝哉。

7. 望目光

目有光彩神气望，目无光彩神气衰，
白睛黄者为黄疸，目赤肿痛肝热来。
睡时露睛脾虚证，卒中肝绝目不开，
瞳孔散大是危象，睛定诸药难救裁。

8. 望鼻色

鼻如烟煤热毒深，红赤风热脾肺经，
色白气虚或亡血，黑者为劳水气停。
鼻翼煽动属肺热，鼻衄多为热伤阴，
清涕外感风寒证，浊涕风热鼻渊成。

9. 望口唇

口噤痉厥或中风，口张主病各不同，
口糜心经有实热，口疮心脾热上攻。
口歪真中与掉线，鹅口满嘴雪花生，
唇动脾虚难收摄，唇裂多见燥病容。

10. 舌之形态

舌起芒刺热结深，肿胀多为水饮停，
重舌心脾有积热，木舌心火炙神明。
伸长中风气虚证，舌卷囊缩病厥阴，

强硬中风脉失养，滑为湿痰干少津。

11. 舌苔形态

厚为痰湿薄在表，腻苔秽浊外邪扰，
滑属寒湿润正常，燥舌阴伤津液少。
白腐肺痈黄腐胃，舌裂阴亏正气少，
斑斑驳驳证候危，白霉满口药难疗。

12. 红舌主病

舌质鲜红热病生，阴虚火旺亦可能，
舌旁赤色为肝热，舌尖独赤心火攻。
镜面舌为津内耗，胃阴亏兮舌干红，
舌中衄血心包热，发斑热邪入血中。

13. 绛舌主病

每见绛舌热传营，气血两燔灼真阴，
心包受邪绛而润，绛而中干胃火薰。
舌尖绛而心火炙，绛有垢腻秽浊成，
干枯而萎肾阴涸，绛有红点毒攻心。

14. 紫舌主病

紫舌肿大酒冲心，紫色晦暗瘀血成，
青紫滑润属阴证，病邪直中肝肾经。
紫而中心苔滑白，酒后伤寒病非轻，
舌紫而苔干黄燥，脏腑素热脾胃盈。

15. 白苔主病

邪袭藩篱见白苔，外感风寒白滑哉，
内有痰湿滑粘腻，边红风热乘肺来。
白中带黄将传里，厚白而燥热成灾，
积粉瘟疫秽浊重，舌白滑嫩虚寒偕。

16. 黄苔主病

黄苔多由白苔传，黄苔属里热当先，
湿热交阻黄滑腻，黄厚阳明实热炎。
苔黄而干内火炙，燥生黑刺成裂痕，
热结已深阴气耗，治不如法命难痊。

17. 灰苔主病

直中阴经灰不干，灰干热炽与津伤，
中间墨汁四五点，邪热传里宿食藏。
面黑苔灰为蓄血，瞑目谵语人如狂，
苔灰黑而滑润者，脾受水侮太阴寒。

18. 黑苔主病

白而中心渐转黑，伤寒传里有邪热，
中心黑兮舌质红，坏病出现此颜色。
黑而燥裂津液枯，黑而滑润阴寒彻，
下焦实热苔根干，无苔尖燥心火得。

19. 望痰

稠是热痰稀是寒，挟脓肺痈苇茎汤，
痰中带血伤肺络，久病为虚火内伤。

20. 望血

红为实热淡为虚，色浓而赤邪热居，
块属肝血丝肺络，紫为气盛黑多瘀。

21. 望大便

稀便多为肠中寒，热盛津枯大便干，
带血脾虚或痔漏，形如羊屎命难长。
痢疾常见带脓血，完谷不化亏中阳，

黑便多见出血证，肠中实热便深黄。

22. 望小便

湿热下注尿浊混，血尿膀胱与肾经，
深黄肝胆有实热，属寒气虚尿澄清。
量多见于消渴证，下焦湿热短赤频，
少尿水肿出血热，航道不通舟不行。

23. 望手足

手足抽搐疼惊风，肢节疼痛痹证生，
半身不遂多因中，湿热丹毒痛而红。
颤动气血亏虚证，撒手阳脱握阴攻，
杵状指为肺心病，足内外翻证不同。

24. 望皮肤

甲错肺痿干血劳，毛焦肺绝命难逃，
黄色湿热白不足，黑是沉寒水不滔。
红为热病或丹毒，疽起平塌痈肿高，
麻疹▉瘢疮水痘，各有症状要记牢。

25. 望胸腹

软骨为病是鸡胸，桶状肺气肿证逢，
腹水属阳赤黄色，反之皮肤白色生。
气胀触如擂鼓响，水胀扣之声不宏，
脐凹久病较难治，凸者水肿落脐风。

第二节　闻诊

1. 语言

声高重浊证有余，低声不足郑为虚，

谵语多由实热证，叹息定为情不舒。
失音属实邪客肺，嘶哑为虚病缓除，
怒骂皆因发狂至，呻吟之人痛苦居。

2. 呼吸

呼吸平均属正常，喘促声高实证当，
短气肺虚或留饮，哮是痰阻兼风寒。
气粗多由热蒸肺，鼻煽气急肺热详，
鼻塞鼻鸣多外感，卒中昏仆鼻鼾昂。

3. 呃逆嗳气

实热呃逆高连声，呃声低慢虚寒成，
久病后期忌呃逆，嗳气不止气郁心。
呃腐吞酸食不化，久病得嚏是佳音，
欠者中寒身劳倦，肠中寒重似雷鸣。

4. 咳嗽

干咳虚劳或肺伤，痰嗽湿重感风寒，
咳声重浊有痰湿，无力虚证是少阳。
顿呛咳见小儿疾，连声不断苦难当，
哑咳内外邪相合，外寒内热病程长。

5. 气味

腐臭多由瘟疫传，浊涕腥臭是鼻渊，
口腐胃中有实热，消渴口香小便甜。
矢臭消化不良证，吐物酸臭宿食运，
膀胱有热尿臊浊，崩漏恶臭命难痊。

第三节 问诊

1. 问发热情况

往来寒热属少阳，恶寒发热外表当，
但寒不热是阴盛，阳盛但热不恶寒。
有汗表虚无汗实，久热不退阴受伤，
骨蒸阴虚与劳热，壮为里热烦不良。

2. 问发热时间

外感发热无定时，早晨发热气虚知，
湿温常见午后热，日晡潮热阴明思。
阴虚血热夜间重，还有食滞属小儿，
间日一发寒与热，疟疾时间定不移。

3. 问汗

自汗阳虚盗汗阴，大汗热邪在阴明，
冷汗阳虚热阳盛，汗出如油阳不存。
战汗有顺也有逆，汗后身热邪气盈，
心阴不足心胸汗，气血偏虚汗半身。

4. 问头痛时间

上午头痛属气虚，午后头痛血不余，
阳虚头痛昼日重，阴虚头痛夜间居。

5. 问头痛性质

痛无休止外感常，时痛时止是内伤，
风寒头痛当令重，热盛头痛烦躁强。
沉晕而痛湿痰阻，头痛如裹湿邪藏，
气虚头痛劳累后，血虚头痛带心慌。

6. 问头痛部位

偏头痛属少阳经，眉额头痛是阳明，
太阳头痛连脑项，巅顶头痛属厥阴。
三阳受邪全头痛，肝旺阴亏听头鸣，
头皮麻木痰火抚，暴眩多实久虚成。

7. 问面部与眼

面部发热阳明经，麻木气血不充盈，
目痛红肿多实热，干涩不足亏肾阴。
视物如双肝肾竭，阴血不足目羞明，
夜盲肝虚痒风热，脾虚小儿睡露眼。

8. 问鼻与耳

鼻臭湿热或生疮，肺胃热盛鼻燥干，
痛为肺火痒虫积，涕多外感或风寒。
衄血肝火犯胃肺，稠涕风热证当详，
耳鸣耳聋有虚实，虚在肾经实少阳。

9. 问口

咸为肾热淡湿虚，脾热挟湿口甜居，
口苦胆热酸宿食，辛为肺脏热有余。
口香消渴病证重，胃有实热口臭殊，
口干阴亏津不足，口粘湿热身不舒。

10. 问饮

热在气分口渴多，热饮寒痰滞膈膜，
里寒湿郁不思饮，渴欲冷饮里热波。
渴不欲饮阴亏见，湿遏热郁津不和，
烦渴引饮是里热，饮一溲二奏哀歌。

11. 问食

胃热中消食易饥，饥不欲食痰火欺，
食胀气滞与食阻，偏食虫积见不希。

12. 问呕吐

肝郁犯胃口吐酸，呕血多由怒伤肝，
呕吐痰涎饮内蓄，肝胆气逆苦水呛。
腹痛而呕多虫积，吐思热饮属胃寒，
朝食暮吐为反胃，吐后思饮是津伤。

13. 问胃脘

痞闷嗳腐痛吞酸，脾虚食积邪郁肝，
气滞血瘀攻刺痛，灼痛胃热躁不安。

14. 问胸胁

胁痛肝郁或肝虚，痰饮肝火气血瘀，
胀满气滞少阳证，胸胁串痛肝不舒。
心阴不足心跳速，心动缓慢阴有余，
慌为气虚烦里热，懊恼虚热之证居。

15. 问腹部

胀满燥实属阳阴，脾失运化亦为因，
隐隐而痛虚寒得，痞块气血瘀滞成。
蓄血蓄水痛少腹，有尿无尿要辨清，
绕脐疼痛多虫积，少腹疝气或痛经。

16. 问腰部

痠痛肾虚分阴阳，沉痛寒湿把筋伤，
刺痛多由瘀血阻，气血不畅动则良。

17. 问全身四肢

寒热身痛属风寒，痠痛外感与内伤，
阴阳经病身热痛，沉痛湿邪起祸殃。
寒湿痛定风游走，血不荣筋拘挛强，
产后身痛虚见，瘀血滞络亦为常。

18. 问睡眠

昏睡邪热犯神明，寐多阳虚湿痰因，
心血不足思虑过，心肾不交梦难成。
多梦肝肾阴不足，饮食过饱卧不宁，
正气虚弱难入睡，心胆火炽梦遗精。

19. 问精神

健忘气少肾元亏，心肾不交忧伤脾，
怔忡心经血不足，阴虚火旺怕惊雷。
烦躁多为阴津少，抑郁不舒情志灰，
精神失常癫狂证，脏躁时 亦时悲。

20. 问大便

便秘多见热病容，虚冷气滞亦有风，
泄分寒热暴久湿。溏属虚寒射热攻。
便血脏毒肠风见，脾不统知色淡红，
脾肾虚寒谷不化，痢疾常见血带脓。

21. 问小便

尿闭热结在三焦，淋漓涩痛记心头，
浑浊膀胱有湿热，不禁气虚中风愁。
数者下焦湿热重，尿多阳虚或下消，
血尿肾热房劳损，遗溺下元虚难调。

22. 问月经

经行前期属血热，后期虚寒血滞得，
前后无定心脾弓，血瘀气郁又一说。
量少痰阻或虚瘀，量多热重气不摄，
气滞结块瘀血凝，临床还须辨颜色。

23. 问闭经

数月不汛是闭经，气郁痰阻皆可成，
血瘀寒凝阻通道，津涸血枯经不行。

24. 问崩漏

下血不止为血崩，淋沥日久是漏成，
气虚湿热并虚热，血瘀气郁各有因。

第四节　切诊

二十八脉总括

浮数滑实紧弦洪，名为七表属阳宫，
微沉缓涩迟并伏，濡弱为阴八里同，
芤散虚细促动结，代革同归九道中，
更有长短牢疾脉，二十八脉名须穷。

1. 浮脉歌

浮脉为阳表病居，轻按即得举有余，
有力多为表实证，浮而无力是表虚。
伤风脉缓伤寒紧，浮数风热证属阳，
浮芤失血虚伤暑，对症用药病可除。

2. 沉脉歌

重按乃得是为沉，轻取不应要分清，
有力多为里实证，无力里虚证属阴。
沉细虚寒数内热，沉紧冷痛之病成，
沉迟痼冷涩血结，沉弦伏饮是其因。

3. 迟脉歌

一息四至是为平，脉来三至迟脉成，
迟而有力寒冷痛，迟而无力虚寒因。
浮迟表寒沉迟里，迟涩血少尿澄清，
迟缓寒湿证多见，每逢迟脉病属阴。

4. 数脉歌

每逢数脉热生波，阴不胜阳脏不和，
一呼一吸为六至，脉来有力实热多。
无力虚热弦肝火，雨数心火起干戈，
尺数皆因相火旺，细数阴虚病难磨。

5. 滑脉歌

阳中阴脉是为滑，如珠走盘流利斜，
痰生百疾多此象，女带滑兮腹有娃。

6. 涩脉歌

涩脉细迟往来艰，参伍不调似病蚕，
血少津伤或气滞，冠心病发绞痛难。

7. 虚脉歌

大而且软是虚脉，气血阴阳虚证得，
浮沉迟数要分清，胸中了了有良策。

8. 实脉歌

按之有力大而强，每逢实脉性属阳，
热蕴三焦民壮火，实而且紧是积寒。

9. 长脉歌

长脉迢迢大小匀，反常为病似牵绳，
若非阳毒癫痫病，即是阳明热势深。

10. 短脉歌

短脉涩小气虚推，不及本位应指回，
关中若见阴阳绝，名医亦难解病危。

11. 洪脉歌

洪脉来盛去时衰，形如洪水滚滚来，
阳盛阴虚心火旺，炎炎热势逼人侪。

12. 微脉歌

微脉极软杳茫茫，若有若无细而长，
气血两虚阳气竭，男为劳极女带崩。

13. 紧脉歌

紧脉绷急似切绳，热为寒束之病成，
诸痛主寒吐痰冷，阴冷疝气与奔豚。

14. 缓脉歌

缓如杨柳午春风，来时和顺去从容，
浮缓伤风沉寒湿，每逢缓脉病不凶。

15. 芤脉歌

芤脉浮大软如葱，按之边实内中空。
每逢失血证多见，呕吐淋血漏崩中。

16. 弦脉歌

弦和张弓端直长，肝胆气郁胁肋伤，
痰饮悬癖疟痢见，往来寒热病少阳。

17. 革脉歌

革脉形如按鼓皮，芤弦相合虚寒推，
男子亡血遗精见，妇人半产漏下为。

18. 牢脉歌

似沉似伏大而长，牢脉性属阴中阳，
疝癥瘕坚和积，失血见之无良方。

19. 濡脉歌

浮而柔细绵水中，轻手得来按无踪，
亡血阴虚亏髓海，湿困脾阳带漏丛。

20. 弱脉歌

弱脉沉细极软和，按之乃得应指迟，
阳气衰弱虚劳损，白发犹可少年思。

21. 散脉歌

大而散满于指间，来去不明辨息难，
先天已损肾将败，温补元气是妙裁。

22. 细脉歌

细脉无力状如丝，应指沉沉无绝期，
血少气衰腰受湿，诸虚劳损令人遗。

23. 伏脉歌

按之极重见其形，伏脉推筋着寻，
阳为阴遇气血闲，厥逆脐痛证属阴。

24. 动脉歌

动脉摇摇数在关，无头无尾豆形间，
为痛为惊阴阳搏，崩漏亡精病多难。

25. 促脉歌

促脉数止复又来，阴欲亡兮阳极哉，
三焦郁火炎炎盛，或发斑斑毒疽灾。

26. 结脉歌

结脉缓止反复来，阴已盛兮阳必衰，
气血凝滞聚与积，痛肿疝瘕亦成灾。

27. 代脉歌

代脉原因脏气衰，数而中止不即来，
气血虚惫亏肝肾，腹痛泻痢或有胎。

28. 疾脉歌

数之至极为疾脉，一息七八至不缺，
阳邪亢极绝真阴，釜底抽薪是良策。

第二章 八纲辨证口诀

阴、阳、表、里、寒、热、虚,实八者,称为"八纲"。在临床上,运用这八个纲进行辨证,叫"八纲辨证"。各种疾病出现的症状虽然错综复杂,都可用八纲进行分析、归纳,以探求疾病的属性,病变的部位、病势的轻重,个体反应的强弱,从而作出判断,为临床诊断和施治提供依据。阴阳是指疾病的类别,表里是指病变部位的深浅,寒热是指疾病的性质,虚实是指邪正的消长盛衰。其中阴阳两纲是八纲中的总纲,具有统领其它六纲(又称"六变")的意义。表、热、实属阳;里、虚、寒属阴。阴阳、表里、寒热、虚实这四对矛盾,是相对的,又是互相密切联系的。例如表证,就有表寒、表热、表虚、表实之分,还有表寒里热、表热里寒、表虚里实、表实里虚等错综复杂的关系。其它寒证、热证、虚证、实证也是如此。在一定的条件下,这四对矛盾的变方,可以向对方互相转化,如由表及里,由里出表,寒证化热,热证化寒,由阳及阴,由阴转阳等等。

第一节 阴阳

1. 阴证

萎靡不振少精神，形寒肢冷踡卧身，
面色苍白白不渴，大便稀溏小便清。
舌淡苔白脉迟细，气弱声低证属阴。

2. 阳证

精神兴奋面色红，怕热█凉烦躁生，
气粗声高渴饮冷，溺短赤黄便难通，
脉大洪数而有力，舌红苔黄热病容。

第二节 表证

1. 表寒

恶寒重兮发热轻，无汗身疼肢如冰，
舌苔薄白脉浮紧，荆防败毒散最灵。

2. 表热

发热恶风口微渴，舌边尖红脉浮数，
银翘加减是主方，治用辛凉解表药。

3. 表虚

发热自汗或恶风，脉象浮缓苔不红，
桂枝汤善调营卫，表虚服下症必松。

4. 表实

身体疼痛而恶寒，无汗表实证当详，

大众中医入门口诀

脉象浮紧苔薄白，辛温解表麻黄汤。

第三节　里证

1. 里寒

形寒肢冷尿清长，面色苍白大便溏，
脉多沉迟舌淡白，附子理中总扶阳。

2. 里热

身热烦躁言语谵，口渴饮冷尿黄鲜，
苔黄便干脉洪数，清热白虎汤最贤。

3. 里虚

少气懒言心悸慌，头晕目眩肢冷常，
脉象细弱舌质淡，补虚要用八珍汤。

4. 里实

烦躁谵语气粗长，腹满便秘舌苔黄，
手足汗出沉实脉，救阴泻热承气汤。

第三章　常用治法口诀

长期以来，中医积累了丰富的治法，并且随着时代的发展，还不断地创新出新的治法。这里介绍了中医最常用的几种用法：汗法、清法、下法、和法、温法、补法、消法、理气法、理血法、祛温法、祛痰法。

1. 汗法

外感初起表证详，汗法用之最相当，
证有表寒与表热，法有辛温与辛凉。
表寒麻桂羌防紫，表热银翘薄牛桑，
病情兼夹体质异，具体运用在庸良。

2. 清法

热势炎炎法当清，气营脏腑虚热发，
白虎汤清气分热，清营汤治热入营。
犀角地黄入血分，龙胆泻肝肝火平，
虚热青蒿鳖甲饮，病后余热用称心。

3. 下法

里实须用下法攻，寒温润峻下不同，
大承气汤寒下剂，实热秘结大肠中。

温下温脾汤常用，五仁丸有润下功，
峻下十枣汤最急，实证积水在腹胸。

4. 和法

半表半里法当和，少阳肝胆脾胃肠，
寒热往来心烦呕，类疟小柴胡擅长。
胆气犯胃胸胀满，蒿芩清胆代表方，
肝气郁结逍遥散，心下痞硬泻心汤。

5. 温法

寒邪真入或内生，祛寒救逆法不同，
脾胃虚寒腹痛泻，温中祛寒用理中。
阴盛阳衰阳气脱，脉沉微弱吐利丛，
恶寒蜷卧四肢冷，回阳救逆四逆松，
还有假寒真热证，临床辨证仔细穷。

6. 补法

精神萎糜体虚衰，补分气血阴阳排，
气虚少气四君子，中气下陷益气偕。
血虚眩晕用四物，阴虚资汗六味来，
右归肾气阳虚证，平补峻补斟酌裁。

7. 消法

疟癖癥瘕气血凝，消癥导滞法遵循，
气血痰瘀成积块，鳖甲煎刃加莪棱。
异位妊娠腹剧痛，活络效灵丹可斟，
嗳腐吞酸食积滞，加味保和刃最灵。

8. 理气法

气机不畅病丛生，气滞气逆各不同，
气滞胸脘腹胀满，括蒌薤白四磨宗。

气逆呕吐并呃逆，苏子降气桔竹从，
虚实寒热兼痰血，补泻温清变化通。

9. 理血法

血液营养人全身，血行不畅瘀内停，
跌打损伤或经闭，膈下逐瘀桃仁承。
血溢脉外呕吐衄，咯血便血尿血崩，
清热止血十灰散，温阳摄血黄土平。

10. 祛温法

湿邪为患内外分，祛燥除渗法可行，
内湿过食生冷酒，胸痞腹痛癃闭淋。
外湿身重头如裹，肢体疼痛浮肿身，
祛湿羌活胜湿拟，燥湿化浊平胃行，
除湿茵陈八正散，渗利滑石合五益。

11. 祛痰法

脾虚失运水湿停，聚而为痰是病因，
证见痰核并瘰病，咳喇哮喘癫痫惊。
治分化消涤痰法，燥湿化痰二阵斟，
清金化痰汤清热，桂附二陈化寒凝。
痰浊内阻控涎拟，消瘰丸治痰核行，
痰迷心窍癫狂证，生铁落饮功效深。

第四章　六经辨证口诀

六经辨证是东汉名医家张仲景根据外感热病发生发展的一般规律，总结出的一种辨证方法。几千年以来，它有效地指导着中医学的辨证施治。

六经辨证将外感热病发展过程中的临床表现，以阴阳为纲，划分为太阳病、阳明病、少阳病、太阴病、少阴病、厥阴病六种病证。六经病证反映了脏腑、经络、气血、营卫的病理变化。

六经辨证根据人体正气的强弱，病邪的属性、病势的进退缓急等，将错综复杂的临床表现进行分析、比较、综合、归纳，从而确定疾病的部位、性质、病机，为治疗提供依据。六经辨证不但适用于外感热病，也可应用于内伤杂病的辨证论治。

第一节　太阳病

1. 中风

风邪伤卫为中风，营卫不和病姓生，

汗出恶风脉浮缓，桂枝汤用建奇功。

2. 伤寒

伤寒皆因寒伤阳，发热头痛身恶寒，
无汗而喘脉浮紧，辛温解表麻黄汤。

3. 蓄水

表邪未解入膀胱，发热汗出烦渴常，
食入则吐便不利，五苓散是常用方。

4. 蓄血

邪热与血结下焦，少腹急结硬满愁，
其人如狂小便利，桃仁承气瘀热消。

第二节　阳明病

1. 经证

无形实热客阳明，热渴心烦躁不宁，
舌苔黄燥脉洪大，白虎清热自生津。

2. 腑证

有形实热结腑中，痞满燥实四证同，
舌苔黄燥脉沉实，峻下热结承气攻。

3. 温热发黄

湿热薰蒸面肢黄，身热心烦口渴当，
小便短赤苔黄腻，茵陈蒿汤是主方。

第三节 少阳病

往来寒热属少阳，目眩口苦与咽干，
胸肋苦满心烦呕，小柴胡汤功效良。

第四节 太阴病

太阴证属脾胃寒，腹满痛泻食不香，
喜温喜按脉迟缓，温中散寒理中汤。

第五节 少阴病

1. 寒化

阴寒内盛心肾衰，手足逆冷恶寒来，
脉象微细但欲寐，小便清长淡白苔，
欲吐不吐自利渴，回阳救逆四逆开。

阴威于内外格阳，手足逆冷不恶寒，
脉微欲绝利清谷，常用通脉四逆汤。

制水无权肾阳亏，筋肉跳动心悸随，
头目眩晕并下利，舌苔水滑而黑灰，
小便不利沉弦脉，真武汤能解病危。

2. 热化

心肾不交热化成，烦渴不寐口干咽，
舌红绛兮脉细数，黄连阿胶汤滋阴。

虚热与水相结因，阴虚导致水饮停，

小便不利咳呕渴，心烦不寐是特征。
舌红苔白脉细数，猪苓汤用自安宁。

第六节 厥阴病

1. 寒厥

阳虚阴盛是寒厥，手足厥冷身无热，
脉细欲绝舌质淡，回阳救逆用通脉。

2. 热厥

热厥热邪壅盛时，阳气内郁难达肢，
一派实热证当见，清热和阴白虎思。

3. 蛔厥

胃热肠寒蛔上扰，蛔厥发时要知晓，
调理寒热兼驱虫，乌梅丸用诸证消。

第五章　气血津液病辨证口诀

气血津液是脏腑正常生理活动的产物，受脏腑支配，同时它们又是人体生命活动的物质基础，一旦气血津液发生病变，它不仅会影响脏腑的功能，亦会影响人体的生命活动。反之，脏腑发生病变，必然也会影响气血津液的变化。气血津液辨证可分为气病辨证、血病辨证、气血同病和津液病辨证。

第一节　气病

原气藏肾来先天，肾之精气化生源，
发育繁殖之根本，维持脏腑功能权。
精液相合为宗气，分布全身脏腑联，
营行脉中卫脉外，周流不息保安全。
正气实为原宗合，抵抗外邪性最坚，
维护健康强身体，生命活动之泉源。
气病多见虚与滞，气陷气逆亦常兼。
气虚自汗脉无力，神疲少气又懒言。
补气首方四君子，加减在于临床前，
气陷下垂脱肛见，补中益气汤最贤。
气滞胀闷并疼痛，金铃于散五磨添，
气逆肺胃证多见，肚气太过亦牵连。

苏子降气汤常用，旋复代赭镇逆先。

第二节　血病

水谷精微使血生，营养全身之功能，
虚瘀出血三大证，临床表现各不同。
血虚面黄唇色淡，头昏眼花心悸忡，
手足发麻脉细弱，肌肤干燥体不丰。
补血首方是四物，当归补血大有功，
瘀虚补阳还五用，血虚四物加桃红。
血寒当归四逆散，温经汤是妇科宗，
血瘀脉象多细涩，气不行兮血不通。
血热搏结证多重，桃仁承气蓄血攻，
热入血室妇科病，桃红加入小柴中。
热灼血枯血劳证，方用大黄丸䗪虫，
血热心烦脉细数，躁扰发狂诸证生。
舌质红绛干不饮，各种出血之证逢，
清营汤用凉营血，犀角地黄服必松。

第三节　气血同病

气为阳兮血为阴，气帅血母互依存，
气滞血瘀舌紫暗，胸胁胀满痛闭经。
痞块拒按攻刺痛，复无活血治上身，
血腑逐瘀心腹痛，膈下少腹各有名。
桃仁红花经常用，破血行气京三棱，
气血两虚瘦弱，当归补血或八珍，
气不统血归脾拟，气随血脱独参斟。

第四节　津液病

饮食生化津液成，营养组织通全身，
输布吸收脾肾肺，调节平衡保康宁。
津液不足脉细数，烦躁热渴舌少津，
肺疲咳嗽热病后，亡血吐泻大汗因。
眼眶凹陷小便少，四肢挛急腿抽筋，
养阴生津增水液，沙参麦冬用之灵。
津液结聚痰饮患，痰质粘稠饮稀清，
痰分风寒热燥湿，大秦艽汤风痰平。
清气化痰治痰热，蒙石滚痰癫狂行，
寒痰三子养亲用，干姜五味北细辛。
清燥救肺治痰燥，燥湿化痰首二陈，
痰悬支溢为四饮，临床辨证又要分。
痰饮腹胀胃冷痛，肠中漉漉有水声，
苓桂术甘汤常用，湿化痰饮传美名。
悬饮咳嗽胸胁痛，胸膜发热水饮停，
攻逐水饮用十枣，控涎丹可用八分。
支饮咳嗽难平卧，胸肺积水病非轻，
外寒内饮小青悦，葶苈大枣泻肺轻。
溢饮面浮四肢肿，身体疼重脉弦沉，
急性水肿肺心病，治不如法实可惊。

第六章　卫气营血辨证口诀

　　卫气营血辨证是清代医家叶桂（叶天士）在《内经》、《伤寒论》等基础上，根据外感温热病发生发展的一般规律，总结出的一种辨证方法。是六经辨证的发展。

　　中医的卫气营血辨证，是外感热病常用的一种辨证方法，它代表病证浅深的四个不同的层次或阶段，用以说明某些温热病发展过程中的病情轻重、病变部位、各阶段病例变化和疾病的变化规律。这就是中医常说的，"卫之后方言气，营之后方言血"的道理。温病的发展，一般是按卫、气、营、血这四个阶段传变的。病在卫分或气分为病浅，病在营分或血分则为病深。

　　　　急性发热病程中，四个阶段各不同，
　　　　初期多为卫分证，发热微渴轻恶风。
　　　　头疼咽痛脉浮数，咳嗽舌边尖多红，
　　　　桑菊饮与银翘散，辛凉解表卫气通。

气已入里热盛炽，燥热烦渴脉象洪，
热雍于肺麻杏用，桅子豉汤治懊恼。
阳明经热用白虎，燥热内结承气攻，
湿热郁蒸热不退，伤寒多见此病容。
王氏边朴饮加减，清热化湿有才能，
邪若不解入营分，神昏谵语斑疹生。
舌质红绛脉细数，热病极期烈焰冲，
牛黄丸合清营拟，清营泄热有奇功。
邪入血分迫血动，谵狂痉厥斑疹丛，
吐血衄血或尿血，犀角地黄力量宏。
羚羊钩藤肝风动，大定风珠治瘛疭，
加减复脉真阴竭，至宝紫雪夺天工。

第七章　六淫病辨证口诀

六淫病辨证，是对风、寒、暑、湿、燥、火六淫之邪所致疾病的辨证方法。

六淫病的发生，往往与季节有关。如春多风病，夏多暑病，长夏多湿病，秋多燥病，冬多寒病。在四时气候变化中，六淫并不是固定的，且人体感受邪气，也不是单纯的。例如风有风寒、风温、风湿；暑有暑热、暑湿、暑风等，因此，疾病的表现也是复杂多变的。

六淫为一种外在的病邪，它侵入人体以后在病变过程中，随着病人体质禀赋的不同而反映出不同病机。例如病人素体阳旺者，外邪可以从阳化热；素体阴盛者，外邪可以从阴化寒。另外，兼夹的病邪，其病变又可随其所兼外邪的偏盛而反映出邪气本身的偏盛状况。如湿热兼夹，有湿重于热，或热重于湿的不同。，湿重于热的则反映出偏湿夹热的病机；反之，热重于湿的则反映出偏热夹湿的病机。正因如此，所以有必要找出六淫的代表证候，以便作为临床辨证的依据。

第一节　风

风邪袭人无形踪，伤表入经络不同，
伤表怕风身有汗，发热咳嗽鼻不通。
脉浮头痛苔薄白，痒疹多从皮肤生，
疏风清热以为治，荆防败毒散一盅。
风入经络游走痛，口眼歪斜失真容，
麻木不仁肢抽搐，甚则反张与角弓。
多见风湿关节痛，神经麻痹破伤风，
加味牵正散常用，王真散内加蜈蚣，
疏风通络是正治，加减在于临床中。

第二节　寒

寒是阴邪能伤阳，性主收引冬会当，
伤表寒热无汗喘，骨节疼痛项背强。
筋脉拘急苔薄白，脉象浮紧是伤寒，
风寒束缚兼寒痹，辛温散寒麻黄汤。
中寒战慄肢冰冷，呼吸缓慢口难张，
面青苔白脉沉伏，神志昏迷或体僵。
口鼻气冷皮肤紫，多见严重之冻伤，
重用温中回阳剂，加味四逆用之良。

第三节　暑

暑为热邪易伤津，夏天主气使病成，
中暑身热多烦躁，口渴气促尿赤频。
甚则谵狂并昏倒，致使虚脱或抽筋，
清暑生津以为治，加味白虎汤可行。
暑季热见小儿病，长期发热是特征，

多饮多尿身无汗，舌苔淡黄瘦体形。
清暑益气生津液，沙参麦冬将热平。
暑湿身热多不甚，肢体疼重路难行，
口粘苔腻脉濡数，胸闷腹痛或腹膨，
加味六和汤常用，清暑化湿得安灵宁。

第四节　湿

黄梅季节湿生波，重浊之气阳难和，
湿困卫表肢瘘重，微有寒热头哉锅。
胸闷腹胀便溏软，脉濡口粘苔腻多，
藿朴苓夏汤如减，芳香化湿病可瘥。
湿滞经络脉濡缓，关节肿胀痛难磨，
转侧屈伸不灵便，肢瘘体重足难拖。
独活以仁芄苍术，祛湿通络战病魔，
温毒浸淫疥疮癣，白带腥臭见妇科。
黄柏苍术地肤子，苦参薛皮起沉疴，
化湿解毒以为治，湿去病除实可歌。

第五节　燥

秋令燥邪易伤人，侵犯上焦及肺经，
咳呛气逆痰带血，咽喉疼痛干口唇。
身热头胀并胸痛，舌边尖红亦尖津，
带表要用桑杏饮，清燥救肺汤滋阴。

第六节　火

火邪袭人实难当，内火外火仔细详，

大众中医入门口诀

五气化火属外感，五志①化火是内伤。
内火有虚亦有实，外火实邪注起祸殃，
高热气粗头又痛，谵语神昏或发狂。
面红目赤苔黄糙，舌尖红绛起刺芒，
脉象沉实兼滑数，便秘溲赤口赤干，
黄连解毒汤如味，清火解毒效果强。

① 五志：是瘦怒忧思恐

第八章　脏腑辨证口诀

第一节　心脏辨证（小肠）

1. 心气虚　心阳虚

心悸气短结代生，气阳两虚证多同，
气虚神疲肢体倦，自汗少气面无红，
养心汤是准绳出，补益心气有奇功。
阳虚形寒四肢冷，面色带暗憋闷胸，
加味保元汤常用，温补心阳力量宏。
大汗淋漓肢厥冷，脉微欲绝神志蒙，
口唇青紫呼吸弱，心阳虚脱病势凶，
加味参附汤可用，一线生机在其中。

2. 心血虚　心阴虚

失眠多梦悸健忘，血虚阴虚证共当，
血虚眩晕唇色淡，脉象细弱心发慌，
四物汤加枣仁柏，养血安神用常方。
阴虚盗汗五心热，舌红津少口咽干，
脉象细数心动速，虚烦惊惕睡不安，
滋润安神为主治，天王补心丹最良。

3. 心火亢盛

舌红脉数口生疮，面赤烦渴语谵狂，
小便涩痛或尿血，心火亢盛之证详。
清心汤善泻心火，导赤心热移小肠。

4. 痰迷心窍

痰迷心窍证属阴，抑郁痴呆伤心情，
神志昏蒙喃喃语，甚则昏倒不识人。
舌苔白腻脉滑缓，喉中常有痰鸣声，
苏藿香凡导痰拟，涤痰开窍扬美名。

5. 痰火扰心

谈火扰心证属阳，口渴心烦躁不安，
面赤气粗弦滑脉，便秘溺赤舌苔黄。
哭笑无常胡乱语，狂越妄动把人伤，
清心豁痰以为治，礞石痰是良方。

6. 心血瘀阻

心血瘀阻实可惊，气阳两虚使病成，
心胸憋闷并刺痛，永多细涩青紫唇。
重则暴痛肢胸厥冷，脉微欲绝神又昏，
血腑逐瘀桂枝配，一线生机必须争。

7. 其它廉证

心脏本证已辨明，还有兼证要分清，
心肾不交脉细微，头目昏花耳又鸣。
舌红口干并潮热，虚烦惊悸梦遗精，
黄连阿胶汤常用，滋肾安神又养心，
心胆虚怯神恍惚，忧郁不舒伤七情，
口苦苔薄脉弦细，心慌寐少梦多惊。

心神定志除肝郁，定志丸可建奇勋。
心脾两虚脉细弱，心悸健忘垂不宁，
食少便溏体倦怠，月经不调或漏崩，
补益心脾以为治，归脾汤用传美名。

第二节　肝脏辩证〈胆〉

1. 肝气郁结

肝气郁结不须惊，情志失调使病成，
喉间似有异物感，胁肋胀痛嗳气频。
脉弦胸闷乳房胀，先后不定月经行，
疏肝理气除郁结，柴胡疏肝散最灵。

2. 肝火上炎

颞部跳动头脑昏，面红目赤及耳鸣，
烦躁易怒口干苦，苔黄便秘血妄行。
肝胆火旺高血压，更年期之证候群，
上消化道出血证，龙胆泻肝实热平。
注：颞音，聂，是骨耳前跳动。

3. 肝阳化风

眩晕欲仆血肢麻，头痛如掣语方差，
手足颤动步不稳，不身不遂口眼斜。
脉象弦细红舌质，血管意外手足撒，
半夏天麻汤常用，镇肝熄风汤亦佳。

4. 热极生风

热极最易使风生，神志昏迷重病容，
高热抽搐目上视，项背强直反角弓。
舌红苔黄脉弦数，肝经燔热心包同，

清热凉肝熄风治，羚羊钩藤配安宫。

5. 肝血不足

两目干涩耳蝉鸣，面色无华间眩昏，
视物模糊夜盲证，肢体麻木又抽筋。
爪甲不荣肉𥆧跳，天癸量少或闭经，
舌淡脉细夜多梦，加味补肝汤效灵。

6. 肝阳上亢

肝肾阴虚不制阳，阳邪上亢起褐殃，
眩晕耳鸣头胀痛，失眠多梦悸健忘。
脉弦细数舌质降，肢麻震颤腰膝痠，
育阴潜阳治根本，常用杞菊地黄丸。

7. 寒滞肝脉

少腹疼痛牵睾丸，阴囊收缩皆因寒，
常见少腹寒疝气，暖肝煎是常用方。

8. 肝胆湿热

湿热蕴结肝胆中，口苦腹胀痛胁胸，
小例短赤身黄疸，阴痒带下黄臭脓。
舌苔黄腻脉弦数，胆囊灼热结石生，
清热渗湿以为主，加味龙胆见奇功。

9. 胆郁痰扰

胆郁气滞痰浊扰，头晕目眩恶心呕，
虚烦不眠易恐惊，神经功能证知晓。
除痰理气温胆汤，安神之药不可少。

第三节　脾与胃辩证

1. 脾胃气虚

脘腹胀满大便溏，少气倦怠面色黄，
舌淡苔白脉缓弱，益气健脾六君丸。

2. 脾不统血

统摄无权脾气虚，血不循经泛溢余，
常见多种出血证，归脾汤用效验殊。

3. 脾气下陷

头晕目眩语音低，中气不足因虚脾，
脘腹重坠食则胀，久泻久痢脱肛随，
子宫下垂胃垂证，补中益气汤升提。

4. 脾阳虚

阳虚多由气虚来，食少便溏淡白苔，
面色痿黄腹冷痛，形寒肢冷属阳衰。
慢性腹泻并痢疾，水肿肝郁亦为炎，
温运中阳理中建，黄芪建中常安排。

5. 脾虚水泛

脾虚不运水湿停，全身水肿凹陷深，
脘腹胀满溲不利，舌淡苔白脉迟沉。
面色萎黄四肢冷，营养不良亦为因，
健脾利温实脾饮，温阳利水建奇勋。

6. 胃阴不足

饥不欲食燥口唇，舌质光红亦少津，

干呕呃逆脉细数，热病后期伤胃阴。
慢性胃病溃疡证，官能证发胃神经，
滋养胃阴培根本，益胃汤可大显神。

7. 寒湿困脾

塞湿中阻遇脾阳，脘腹胀闷便稀溏，
身体倦怠头如裹，口淡不渴食不香。
舌胖苔白脉濡缓，面色晦暗而发黄，
慢性肝炎肾水肿，燥湿运脾苓汤。

8. 湿热蕴脾

湿热蕴结脾胃中，脘脾作胀累胁胸，
肌肤发黄桔子色，厌油恶心呕吐从。
舌苔黄腻脉濡数，阳黄多见此病容，
茵陈蒿合四苓散，清热利湿可见功。

9. 食滞胃脘

宿食停滞胃脘伤，大便腥臭干或溏，
脘腹胀痛常呕吐，苔多厚腻食不香，
嗳气反酸并腹痛，慢性胃病胃溃疡，
消化不良证多见，消食导滞保和汤。

10. 胃火炽盛

嘈杂易饥吐吞酸，便秘溺赤舌苔黄，
胃脘灼痛且拒按，牙龈肿痛饮冷长。
呕吐呃逆脉滑数，急性热病把阴伤，
口腔溃烂消渴痛，玉女煎合清胃良。

11. 寒凝胃脘

胃脘冷痛得热安，气机阻滞皆因寒，
脉象沉迟舌淡白，呃逆口吐清水长。

漫性胃寒胃垂证，幽门梗阻或溃汤，
温胃散寒治为主，吴茱萸合高良姜。

第四节 肺与大肠辩证

1. 肺气虚

久咳伤气心脾亏，懒言短气声低微，
喘咳无力面█白，自汗怕冷并神疲。
支气管炎肺气肿，肺气病发律不齐，
补肺汤善补肺气，长期服药心莫灰。

2. 肺阴虚

声音嘶哑瘦体形，咳嗽带红干口咽，
颧红盗汗五心热，脉象细数舌少津。
气管扩张喉作痒，肺结核病亦为因，
百合固金汤常用，降火滋阴获盛名。

3. 风寒犯肺

风寒侵肺肺不宣，恶寒发热无汗联，
咳嗽气喘痰稀白，鼻塞流滋头痛兼。
舌苔薄白脉浮紧，风寒感冒气管炎，
杏苏散或华盖散，散寒宣肺美名传。

4. 风热犯肺

咳嗽气喘痛引胸，吐痰黄稠臭味浓，
面赤心烦咽喉肿，汗出不解身恶风。
气管肺炎肺脓肿，风热感冒扁桃红，
清肺化痰疏风热，麻杏石甘服必松。

5. 燥热伤肺

干咳少痰或无痰，粘而难咯在喉间，

鼻燥咽干咳胸痛，兼有表证若等间，
清燥救肺汤常用，桑杏汤亦是灵丹。

6. 淡湿阻肺

痰白粘稠而量多，咳喘胸闷气难和，
呕恶脉滑苔白腻，痰湿阴肺起风波，
苏子降气二陈合，燥湿化痰奏凯歌。

7. 寒饮阻肺

外寒内饮是其因，咳嗽气喘痰且鸣，
吐痰稀白人畏冷，迁寒加重脉弦沉。
支气管炎哮喘咳，肺气肿亦使病成，
温肺化痰祛留饮。小青龙汤有细辛。

8. 大肠湿热

湿热积滞大肠中，里急后重便血脓，
肛门灼热腹中痛，发热恶寒重病容。
舌苔黄腻脉滑数，急性泄泻痢疾生，
葛根芩连利湿热，疫毒痢发白头翁。

9. 大肠液亏

燥热耗伤津液亏，热病后期产后为，
数日一行大便结，舌红津少口臭糜，
脉多细涩苔黄燥，麻子仁丸服一杯。

第五节　肾与膀胱辩证

1. 肾阳虚衰

阴寒内盛肾阳衰，面白形寒肢冷来，
腰膝竣痛阳不举，脉象沉迟淡白苔。

肾上皮质功能减，慢性肾炎亦为炎，
湿补肾阳右归饮，桂附八味丸化裁。

2. 肾气不固

肾气亏耗失封藏，固摄无权是祸端，
遗精早泄尿余沥，小便频数而清长，
舌淡苔白脉细弱，缩泉金锁固精丸。

3. 肾虚水泛

肾虚水泛肿全身，下肢尤甚凹难平，
腹满尿少脉沉细，喘咳气短或痰鸣。
心力衰竭充血性，慢性水肿肾变形，
温阳利水用真武，阳回水去自然宁。

4. 肾阴虚

腰膝酸软及耳鸣，体形消瘦头眩昏，
五心潮热烦盗汗，汛不如期男遗精。
舌红苔少脉细数，常见结核必尿崩，
六味地黄左归饮，益水制阳补真阴。

5. 肾精不足

女子不孕男不育，精血亏损肾不足，
五迟五软①小儿见，成人早衰少性欲，
脑力减退健忘继，加减右归功效速。

6. 膀胱湿热

膀胱湿热尿浊混，灼热便兼痛急频，
常见砂石与尿血，腰痛头疼发热身。

---

① 注：五迟：是指行、发育、齿、立、言等。五软：是指项、手、足、口、肌肉等。

尿路感染尿石结，前列腺炎见老人，
清热利湿入正散，下焦通利得安宁。

第六节　脏腑合病辨证

1. 心肺气虚

心肺气虚使痛生，久咳不已面无红，
动则气短心下悸，甚则口唇青紫同。
脉象细弱舌质淡，慢性心衰此病容，
肺气肿与肺心病，加减保元汤建功。

2. 脾肺两虚

咳嗽气短痰稀清，脾肺两虚使病成，
舌淡苔白脉细弱，食少便溏倦怠身。
支气管炎哮喘证，肺气肿发卧以难平，
参苓白术散加减，补土为之是生津。

3. 脾肾两虚

肾阳不振脾阳衰，水湿内停使病来，
食少便溏身倦怠，形寒肢冷浮肿偕。
五更肾泻或腹泻，脉多沉弱白滑苔，
慢性肝肾炎病证，硬化腹水亦成炎，
结肠炎与肠结核，病入膏盲实可哀，
水肿实脾饮加减，肾泻四神丸化裁。

4. 肺肾阴虚

咳嗽痰少口咽干，痰中带血病程长，
颧红盗汗骨蒸热，心烦少寐腰膝酸。
男子遗精女汛乱，体形羸瘦身不扬，
舌红苔少脉细数，百合固精常用方。

5. 肝肾阴虚

肝肾阴虚虚火生，五心烦热颧骨红，
腰膝瘦软脉细数，眼目昏花及耳聋。
男梦遗精女汛乱，神经官能症病容，
头晕目眩高血压，杞菊地黄育阴功。

6. 肝胃不和

胸胁胀痛嗳气长，恶心呕吐又吞酸，
忧郁易怒胃脘痛，脉象多弦苔薄黄。
慢性肝炎胆囊热，神经官能胃溃疡，
左金丸合四逆散，和胃解郁又疏肝。

7. 肝脾不和

肝脾不和病难轻，临床多见长病程，
食少腹胀便溏泻，胸胁胀病嗳气频，
慢性肝病腹水证，胃炎亦可使病成，
痛泻要方合四逆，疏肝健脾健功勋。

8. 肝火犯肺

肝郁化火犯肺经，急躁易怒烦不宁，
目赤口苦胸胁痛，阵发呛咳痰血行。
舌红苔黄脉弦数，胸膜发炎是病因，
气管扩张肺结核，黛蛤散合泻白斟。

第九章 内科症状辨证口诀

第一节 发热

1. 外感发热

外感发热多证型，卫气营血要辨清，
初期多为卫分证，邪犯肌表是病因。
伤湿伤暑及伤燥，风寒风热辨分明，
寒风即是麻黄证，风热桑菊饮用灵。
祛暑解表得薷饮，除湿解表藿朴苓，
伤燥桑杏汤可用，邪入气分病见深。
汗出口渴白虎拟，大承气汤澡屎行，
湿热俱盛又一证，王民连朴治湿温。
邪热入营清营用，血分发热病更深，
热入营血迫血动，犀角地黄可回春。

2. 内伤发热

内伤发热多证型，逐一从头说与君，
水不制火阳亢盛，阴虚发热瘦体形。
舌质红兮脉细数，盗汗溯热或骨蒸，
青蒿鳖甲饮常用，不治法清热又养阴。
阳虚发热阴寒盛，格阳于外脉细数沉，

一派阳虚证当见，金匮肾气丸某温。
血虚发热血亏损，面白心悸头又昏，
当归补血汤如味，养血清热病自轻。
气郁发热两胁痛，烦躁易怒难调经，
丹栀逍遥散常用，清热又使郁气平。
痰积发热分肺胃，胃宜涤痰肺宜清，
清肺化痰汤清肺，涤痰温胆加连苓。
肠痈发热证常见，局部红肿痛呻吟，
大黄牡丹肠痈用。肺痈苇茎汤千金。
温热痛后气阴损，余热不尽是物征，
竹叶石膏汤加减，益气清热又生津。

第二节　咳嗽

1. 外感咳嗽

外感咳嗽三病因，风寒风热燥热成，
风寒袭肺不宣气，一派见寒症状明。
参苏饮或杏苏散，宣肺祛痰得安宁。
风热犯肺热感冒，痰粘而稠发热身，
舌苔黄薄脉浮数，桑菊饮加具杏仁。
干咳痰少粘不出，痰中带血干鼻咽，
清燥救肺汤常用，桑杏汤使燥热平。

2. 内伤咳嗽

内伤咳嗽四证型，肝火犯肺木刑金，
呛咳阵发胸胁痛，痰多黄稠咳高声，
口苦咽干脉弦数，泻白散合黛蛤灵。
痰湿犯肺脾不运，痰多易出是特征，
咳声重浊食不振，健俾燥湿用二陈。
肺肾阴虚脉细数，颧红盗汗并骨蒸，

干咳咽干痰带血，汛不如期男遗精，
滋补肺肾培根本，百合固金获盛名。
肾虚水泛阳不振，痰多水泡脉细沉，
肢冷形寒咳喘见，真武汤可建功勋。

3. 肺痈

风热客肺肺成痈，初中未期症不同，
初期风热犯肺卫，银翘解毒又疏风。
中期痈成毒壅肺，千金苇茎汤排脓，
未期大量吐浓血，桔梗加入苇茎中。

4. 肺痨

肺痨常见三证型，肺阴受伤病较轻，
一派阴虚内热证，月华丸用见功勋。
肺肾阴虚伤两脏，百合固精汤用灵，
脾肾阳虚又一证，人参养荣汤生津。

5. 哮喘

哮喘为病苦难当，共分六型记端详，
风寒袭肺饮内动，化痰解表青龙汤。
风热犯肺失清肃，麻黄杏仁石甘汤，
痰浊阻肺失宣降，二陈三子养亲匡。
脾肺气虚水停湿，生脉六君常用方，
肾阳亏损虚寒致，寒哮汤可温肾阴暗，
肺肾两虚不纳气，人参胡桃功效良。

第三节 血证 （按病机分类）

1. 实热迫血妄行

实热迫使血妄行，多种出血之主因，

量多色红或紫黑，来热急骤短病程，
脉数有力稠粘血，临床常见四证型。
胃热盛兮渴冷饮，胃脘灼热口臭闻，
脉象洪数苔黄燥，泻心汤合十灰平。
肝火盛兮胁胀涌，口苦目赤易怒情，
舌苔黄燥脉弦数，郁火实火要分清，
郁火丹栀逍遥散，龙胆泻肝实火平。
发热面赤肺热盛，胸痛痰黄咳高声，
舌红苔黄脉滑数，黛蛤泻白合用灵。
血尿膀胱湿热盛，尿痛尿急及尿频，
清热利湿入正散，小蓟饮子治血淋。

2. 阴虚火旺，损伤脉络

阴虚火旺脉络伤，血量不多痛程长，
断续发作起痛缓，虚火上炎是病端。
肺阴虚兮痰带血，常用百合固金汤，
肺肾阴虚伤两脏，加减麦味地黄汤，
肾阴虚兮相火动，知柏地黄功效彰。

3. 中气虚弱　脾不统血

中气虚弱血不归，失于统摄皆因脾，
久延不止或暴溢，色暗质淡薄稀随。
心慌气短面黄萎，懒言少气倦神疲，
脉弱无力舌质淡，补气摄血两法齐，
黄土汤温阳止血，归脾汤疗两脏云。

4. 瘀血内阻

瘀血内阻使病成，疼痛拒按似刺针，
痛有定处难移动，脉涩舌质紫或青。
上部瘀血用通窍，血腑逐瘀治冠心，
隔下逐瘀疗积块，少腹逐瘀治痛经，

复元活血通肝络，胸血疼痛瘀血行。

第四节　常见血证　（按部位分类）

1. 紫癜

紫癜为病有三型，阴虚气虚血热分，
血热出血全身性，心烦狂躁身热盈。
常见流脑败血证，出血热亦使病成，
清热凉血兼止血，犀角地黄可回春。
阴虚内热迫血动，临床多见瘦体形，
舌红无苔脉细数，出血亦可累全身，
玉女煎是常剂，凉血止血又滋阴。
脾虚气弱不统血，少量出血病长程，
兼有脾虚诸症见，归脾汤可大显神。

2. 吐血

吐血多由胃火薰，肝火犯胃亦为因，
胃火炽盛脉滑数，吐血兼见胃热盈，
清胃散和十灰并，大黄黄连酒黄芩。
肝火犯胃多郁证，口苦胁痛歇怒情，
舌质红降脉弦数，丹栀逍遥散用灵，
酌加适量止血药，生姜易去恐辛温。

3. 咳血

咳血多由肺家伤，热壅于肺痰稠黄，
血色鲜红兼鼻衄，脉数舌红苔也干，
桑杏去豉入茜草，茅根加入使血凉。
肝火犯肺胸胁痛，黛蛤泻白合成方，
肺阴不足虚火旺，一派阴虚证必详，
滋阴降火为主治，常用百合固金汤。

4. 便血

便血常见两证型，脾虚大肠湿热侵，
脾不统血中气弱，先便后血是特征，
兼见一派阳虚证，归脾黄土两方针。
大肠湿热伤肠络，痢疾肠风脏毒分，
肠风脏毒地榆散，加入赤豆当归身，
痢疾头翁香连入，芍药汤内有锦纹。

5. 尿血

每逢尿血不须惊，临床常见回证型，
膀胱湿热少腹痛，尿急尿痛又尿频，
小蓟饮合八正散，凉血止血湿热清。
口舌生疮尿短赤，小肠实热源于心，
导赤散加川牛夕，黄柏旱莲草共寻。
热伤血络又一证，膀胱火动亏肾阴，
小便短赤而尿血，腰膝竣软耳又鸣，
舌红苔少脉数，溯热盗汗并必昏，
清热止血兼补肾，知柏地黄阿胶蒸。
脾肾两虚不统血，一派脾虚症状明，
尿血色淡脉虚弱，健脾并要将肾温，
补中益气右归饮，补脾又能壮命门。

6. 鼻衄

鼻衄为病三证型，肺热胃热肝火分，
肺热常用桑菊饮，丹皮茅根斟酌行。
胃热清胃散加味，玉女煎可滋胃阴，
肝火清肝兼止血，龙胆淀肝实热平。

第五节　呕吐

1. 实证

实证呕逆四证型，邪食痰逆要分清，
突然呕吐加表证，外邪犯胃是共因，
藿香正气散加减，解表化浊治则平。
呕吐酸腐因食积，加味保和丸用灵，
呕吐痰涎胃气逆，小半夏汤加茯苓。
肝逆犯胃胸胁痛，呕吐酸苦嗳气频，
泻肝和胃兼降逆，半夏厚朴和左金。

2. 虚证

虚证呕吐两证型，脾胃虚弱是主因，
中阳不振难健运，一派阳虚症状明，
温中健脾兼降，理中汤用得安宁。
胃阴不足又一证，胃有虚热耗胃阴，
饥不欲食时干呕，口噪咽干舌少津，
滋养胃阴为上策，麦门冬汤实可斟。

第六节　呃逆

1. 实证

实证呃逆胃中寒，胃火上冲亦为殃，
寒邪阻遏胃失降，丁香柿蒂人参姜。
胃火上冲声洪呃，一派胃热证必详，
清降泻热相兼治，加减竹叶石膏汤。
食滞痰饮又一证，消食导滞保和丸，
小半夏汤茯苓用，痰浊呃逆用之安。

2. 虚证

虚证脾肾阳虚成，胃阴不足是病因，
脾虚附子理中拟，右归饮可壮命门，
桔皮竹茹治呕逆，麦门冬汤养胃阴。

第七节　便秘

便秘一病四证型，热秘冷秘气秘分，
虚秘又分气与血，临床辨证要分清。
热秘便秘加热证，肠胃积热耗伤津，
清热润肠为主治，增液承气合麻仁。
大便难涩加寒证，冷秘脾胃阳虚成，
半硫丸合右归饮，温通开秘便必行。
气秘气机郁滞证，顺气行气六磨寻，
气虚秘结脾肺弱，黄芪汤用病必轻。
血秘皆因血不足，血虚津少更难行，
五仁丸合润肠并，养血润燥有名声。

第八节　泄泻

泄泻一病有六型，临床要把证分清，
寒湿泄泻因外感，腹痛泄泻肠又鸣，
一派风寒表证备，藿香正气治必灵。
湿热泄泻痛即泻，粪色黄褐热臭闻，
再加一派湿热证，加味葛根黄连芩。
食滞泄泻因伤食，便粘异臭泻后轻，
嗳气拒食舌苔垢，保和丸加木香槟。
脾胃虚弱不健运，完谷不化气虚形，
参苓白术参加减，健脾止泻功必成。
肝气犯胃木克土，泻后腹痛不减轻，

痛泻要方常用剂，抑肝扶脾法法循。
肾阳虚衰五更泻，泻后则安脉细沉，
加味四神丸常用，涩肠固脱将肾温。

第九节　痢疾

夏秋两季本病生，菌痢阿米巴不同，
菌痢发热腹中痛，里急后重便血脓。
舌苔黄腻口干苦，脉象滑数面多红，
此痢因受于湿热，芍药黄连汤建功。
赤多白少热偏重，银花地榆入方中，
白多赤少湿偏胜，藿香川朴苍术从，
夹有积滞加大白，大黄枳实把邪攻。
疫毒痢发多急骤，各种疾症来势凶，
甚则错迷兼痉厥，清热解毒白头翁，
神犀丹或与紫雪，随证加减力量宏。
迁延不愈虚寒痢，真人养脏有党参，
气虚黄芪升麻入，阳虚附子与桂通。
还有一种中毒痢，突然出现重病容，
未曾下痢危证现，此病多发于儿童，
中西结合来抢救，治疗及时病必松。

第十节　黄疸

黄疸一证有三型，阳黄阴黄急黄分，
阳黄须辨湿热胜，热重于湿色鲜明。
小便短赤苔黄腻，脉数口渴身热盈，
茵陈蒿汤加味用，清热利湿病必轻。
湿重理热胸痞闷，腹痛便溏困重身，
苔腻脉濡便黄赤，茵陈五苓散必行。
阴黄脾虚湿阻起，湿从寒化是病因，

身目俱黄色晦暗，便溏食少恶寒形，
香淡苔白脉迟缓，茵陈术附必遵循。
急黄热毒金炽盛，肝脏萎缩命难存，
安宫至宝丹紫雪，一线生机或可争。

第十一节　水肿

1. 阳水

阳水一证分三型，临床辨证必分清，
风水来势多迅速，先肿眼睑继全身。
恶寒发热肢痠楚，小便不利咳喘闻，
舌苔薄白脉浮紧，越婢加术保康宁。
湿重多因阳不运，水湿内停是其因，
肢体肿浮按陷凹，小便短少困倦形，
肢多沉缓苔白腻，建功五皮合五苓。
湿热壅盛苔黄腻，胸腹痞满烦热盈，
皮肤浮肿多光亮，便秘溺赤脉数沉，
清热利湿通小便，疏凿饮子加减斟。

2. 阴水

阴水多因脾阳衰，运化失司浮肿来，
腰下为盛按难复，腹胀便溏胃纳呆。
形寒肢冷神倦怠，脉象沉濡白滑苔，
温脾利水实脾饮，加减在于临床裁。
肾阳虚弱又一证，气化失司起祸灾，
一派肾阳虚证见，肿胀按之如泥胎，
温肾利水用真武，治不如法实可哀。

第十二节　膨胀

膨胀先将虚实分，临床见证有六型，
脾肾阳虚气不运，理中肾气丸共斟。
肝肾阴虚津不布，六味地黄可滋阴。
肝脾不和属实证，肝气横逆犯脾经，
疏肝散与平胃合，随证加减方称心。
寒湿困脾实脾饮，温阳化湿确有名。
湿热蕴结舟车主，中满分消丸可行，
肝脾瘀血是重证，调营饮用得安宁。

第十三节　淋证

石膏气血与劳淋，辨证施治要分清，
石淋泌尿结石证，湿热蕴结石生成，
八正散和石苇散，金钱草与鸡内金。
膏淋有虚亦有实，实证热结膀胱经，
排尿不畅兼热痛，尿如米泔糊状形，
程氏萆薢分清饮，膀胱通利自然清。
虚证多由肾气弱，固摄无权浊难分，
尿状如膏无热痛，八味地黄将肾温。
气淋脾虚或肝郁，肝失调达气不行，
淋漓不尽尿涩滞，加味沉香散可斟，
脾虚余沥下腹坠，补中盖气使气升。
血淋实热或虚热，前宜清热后滋阴，
清热导赤小苏饮，滋阴知柏地黄寻。
劳淋多由脾肾损，遇劳即发是特征，
多见房劳久病后，肾气不固脾虚成，
金匮肾气丸补肾，补中益气可回春。

第十四节　尿浊

尿浊一证分四型，辨证须要将病分，
脾胃湿热脉濡数，萆薢分清饮可清。
脾虚气陷精微下，日久不愈脾虚形，
益气升清法为治，补中益气建功名。
肾阴亏虚虚热起，虚热移至膀胱经，
肾阴亏兮使尿浊，知泊地黄丸滋阴。
肾阳虚弱又一证，下元虚衰是其因，
肾阳虚弱下尿浊，右归饮可壮命门。

第十五节　遗尿

遗尿之证要分清，睡遗小便不禁分，
睡遗肾虚气不摄，桑螵蛸散养肾心。
小便不禁有三证，临床辨证必须斟，
脾肺虚弱气下陷，补中益气汤升清。
肾气不足因阳弱，固摄无权膀胱经，
缩泉丸合菟丝子，固摄又能使肾温。
肾阴亏虚肝火旺，虚火内扰又一型，
知柏地黄加减用，清火固涩又滋阴。

第十六节　遗精

遗精之病分三型，临床必须要辨明，
肾气虚弱关不固，能阳虚极自滑精，
补肾益精能固涩，金锁固精丸可寻。
阴虚火旺肾精损，火扰精室病将成，
阴虚火旺梦遗得，知柏地黄丸滋阴。
湿热内扰精室动，遗精频作尿色深，

口苦干渴苔黄腻，龙胆泻肝实热平。

第十七节　痿证

痿证常见有三型，肺热薰灼已伤津，
心烦口渴足痿弱，小便热痛短赤频，
咳呛咽干脉细数，清燥救肺汤可斟。
肝肾阴虚精血耗，筋脉失养是病因，
肝肾阴虚使足痿，虎潜丸可健足筋。
湿热浸淫又一证，一派湿热症状明，
舌苔黄腻脉濡数，二妙丸内加苡仁。

第十八节　痹证

痹证之病要分清，行痛著热四证型，
行痹因属风邪胜，游走不定是特征，
祛风通络散寒湿，防风肠服病必轻。
痛痹属于寒偏盛，痛有定处得热轻，
加减五积散常用，乌头汤亦获盛名。
著痹原于湿偏胜，肢体重着麻不仁，
痛有定处脉濡缓，薏苡仁汤加减斟。
热痹皆因阳气盛，寒气热化关变形，
痛处红肿兼发热，石膏知母桂枝寻。

第十九节　头痛

1. 外感头痛

风热风湿及风寒，外感头痛三证当，
风热袭表扰清窍，桑菊饮是常用方。
肢体倦怠头如裹，风湿之邪蔽清阳，

胸闷纳呆苔白腻，常用羌活胜湿汤。
风寒侵表兼头痛，痛连项背是风寒，
舌苔薄白脉浮紧，川芎茶调散用安。

2. 内伤头痛

外感头痛证已祥，继续又来述内伤，
气血亏虚肾不足，血瘀痰浊或肝阳。
气虚头痛劳累后，准绳顺气和中汤，
血虚头痛悸而晕，加味四物常用方。
肾虚头痛阴阳别，阴虚内热阳虚寒，
阴虚要用右归丸。肝阳头痛左而重，
脉弦有力舌苔黄，一派阳亢证当见，
天麻勾屯饮最良。痰浊昏蒙沉重痛，
胸闷呕吐痰涎长，二陈汤是群方首，
加减使用在临床。血瘀头痛有定处，
痛如针刺苦难当，通窍活血汤常用，
活血化瘀功效彰。

第二十节　胸痛

胸痛多由寒邪侵，痰浊壅塞亦为因，
前者彻背感寒甚，短气咳唾喘息闻，
舌苔白腻沉迟脉，括蒌薤白白酒斟。
后者胸中极闷痛，痰邪壅盛喘促声，
舌苔滑腻脉濡缓，薤白半夏汤可寻，
若兼气滞血瘀证，再加蒲黄与五灵。

第二十一节　胁痛

胁痛常见四证型，致病之源在肝经，
肝气郁结胁胀痛，情志失调是主因，

疏肝理气除肝郁，加味逍遥散必灵。
瘀血停滞多刺痛，定着不移夜更深，
舌质紫暗脉沉涩，血腑逐瘀汤获名。
血不养肝属虚证，络脉失养致病因，
隐痛悠悠过劳甚，一贯煎柔肝养阴，
肝胆湿热多炎证，龙胆泻肝实热平。

第二十二节　腹痛

腹痛若分四证型，医人诊断必酌斟，
塞邪内积迂冷甚，腹痛急暴是特征，
舌苔薄白脉沉紫，绀珠正气良附寻。
虚寒腹痛时作止，腹痛绵绵脉细沉，
大建中汤治重证，小建中汤治轻型。
气滞血瘀攻刺痛，少腹逐瘀汤成名，
饮食积滞保和用，积实导滞腑气行。

第二十三节　胃痛

胃痛常见四证型，胸腹满闷胀难平，
肝气犯胃三大证，气滞久郁血瘀分。
气滞柴胡疏肝散，久郁化肝煎可斟，
血瘀失笑散加味，辨证之时不需惊。
食滞常将保和用，虚寒黄芪建中寻，
胃津不足虚火盛，益胃汤可养胃阴。

第二十四节　腰痛

腰痛一证分四型，寒热虚瘀要分清，
寒湿腰部重着痛，阴雨尤盛是特征，
甘姜苓述汤加味，祛寒行湿又温经。

湿热腰髋重坠痛，痛处伴有热感明，
舌苔黄腻脉濡数，三妙散亦把名成。
肾虚腰痛多痠软，腰肾失养亏肾精，
阳虚右归丸中味，阴虚左归饮可循。
瘀血腰痛如针刺，痛有定处紫舌形，
身痛逐瘀汤常用，活血化瘀止痛灵。

第二十五节　心悸

心悸常见五证型，临床诊断要认真，
心神不要易惊恐，心胆素虚是其因，
坐卧不安梦易醒，磁砵镇惊可安神。
心血不足无华面，脉象细弱头眩昏，
加减归脾汤可用，健脾益气又养心。
阴虚火旺脉细数，水不济火污肾阴，
心烦少寐红舌质，头目昏眩耳又鸣，
滋阴养血清心火，天王补心丹效灵。
阳虚形寒兼肢冷，心阳不振水内停，
桂枝龙牡汤甘草，苓桂术甘痰饮平。
胆郁痰扰口多苦，睡眠不安又善惊，
呕吐痰涎弦滑脉，温胆汤服不须斟。

第二十六节　失眠

失眠之病有四型，长夜不眠辗转身，
心脾血虚脉细弱，多梦心悸头又昏，
食少体倦面黄色，归脾汤可养心神。
阴虚火旺脉细数，心肾不交是病因，
黄连阿胶汤加味，清热安神滋肾阴。
心胆气虚脉弦细，梦而且悸时易惊，
安神定志法为主，酸枣汤仁加味行。

胃中不和升降阻，一派食滞证必明，
消导和胃治滞积，保和丸用得安宁。

第二十七节　眩晕

眩晕见之不须慌，四个证型听端详，
肝阳上亢抚清窍，天麻钩藤饮最良。
肾精不足亏髓海，须分肾阴与肾阳，
左归饮补阴不足，阳亏要用右归丸。
心脾两虚气血损，归脾汤是常用方，
痰湿中阻又一证，半夏白术天麻汤。

第二十八节　癫证

癫证痰气郁结成，心脾两虚亦为因，
前者精神多抑郁，哭笑无常不识人。
舌苔白腻弦滑脉，顺气导痰汤证轻，
重证控涎丹可拟，随症加减痰气平。
后者神识多恍惚，善悲欲哭悸而惊，
再加一派脾虚症，养心汤用得安宁。

第二十九节　狂证

狂证痰火上扰成，或由火盛再伤阴，
前者热痰蒙心窍，面红目赤躁怒形，
气力逾常见物毁，登高而歌不识亲，
舌质红绛苔黄腻，生铁落饮获盛名。
后者狂病时日久，心神失养致病情，
多言善惊时烦躁，面红体瘦疲惫身，
滋阴降火安神志，加减二阴煎可平。

第十章　内科常见病口诀

第一节　感冒

感冒之病有重轻，风寒风热要辨明，
风寒无汗头身痛，恶寒苔白脉浮紧。
鼻塞流涕痰稀薄，咳嗽之声多低沉，
荆防败毒散常用，痰若多时加二陈。
风热感冒发热重，咳喇黄痰舌少津，
头部胀痛扁桃肿，脉象浮缓恶寒轻，
舌苔黄薄渴欲饮，辛凉解表法常遵，
桑菊饮与银翘散，随证加减功效行。

第二节　伤寒　副伤寒

西名伤寒中湿温，伤寒杆菌使病成，
特续发热三阶段，阶梯稽留弛张型。
二周出现玫瑰疹，中毒症状多显明，
胸闷腹胀苔厚腻，听觉减退淡表情。
嗜睡氏迷或谵语，相对缓脉是特征，
肠道出血肠穿孔，诸症袭来实可惊。
初起身热多不甚，下午重来上午轻，
化湿和中清解表，藿朴苓夏或三仁。

有汗不解热偏重，胸闷心烦面垢存，
口苦而粘苔黄腻，脉象濡数玫瑰身，
王氏连朴饮加减，清热化湿病自轻。
邪入营血身热盛，烦躁谵语又神昏，
鼻中出血苔黄燥，舌质红绛干少津，
清营汤合牛黄用，紫雪丹可用数分，
更要注意肠穿孔，治不如法命归阴。

第三节　传染性肝炎

肝炎中为黄疸病，黄疸无黄疸二型，
急性慢性认真辨，属阴属阳仔细分。
湿热交阻是急性，巩膜发黄色鲜明，
恶寒发热苔黄腻，脉象濡数尿黄深，
茵陈蒿合四苓散，清热利湿便自清。
暴发肝炎病势猛，热毒内陷是病因，
高热谵语或痉厥，黄疸加深腹水成。
舌质红绛苔黄燥，脉数口苦斑满身，
清热解毒凉血热，三黄解毒蒲公英。
兰根茅根丹赤芍，生地玄参西茵陈，
安宫牛黄清心热，局方至宝治神昏，
羚羊钩藤肝风用，大便不通西绵纹。
肝郁气滞属慢性，胁肋胀痛嗳气频，
脉弦口苦苔薄白，柴胡疏肝加郁金，
气滞血瘀攻刺痛，延胡红花与桃仁。
脾胃不和腹痞胀，食少便溏倦怠形，
舌苔薄腻脉多细，慢性肝炎之证形，
健脾和胃治标本，香砂枳术丸茯苓。

第四节　流行性出血热

出血热由野鼠传，疫斑疫疹温病篇，
病程五期要牢记，肾脏损害诸症联。
初期发热似感冒，面容酒醉热气炎，
清热解毒与凉血，银翘大小蓟兰根，
壮热石膏知母入，衄血丹栀犀角尖。
气阴两伤低血压，补生气津命可延，
生脉散加煅龙牡，阳随阴脱地附添，
内团外脱证互见，热传心包见语谵，
安宫牛黄丸至宝，肝风羚羊双钩藤。
少尿期阴虚热结，养阴利水记心田，
麦冬泽泻茯苓用，知柏丹皮生地鲜。
清热凉血止血药，犀角地黄四生贤，
白茇山栀大小蓟，三七研末兑药吞。
多尿期肾虚气损，补肾固摄保先天，
地黄丸加参芪附，益知桑蛸菟丝兼。
恢复期邪退正复，黄芪建中固卫先，
参苓白术健脾胃，气血双疗养荣先，
五关过后无他恙，化险为夷得安全。

第五节　肺炎

常见呼吸道病中，三种肺炎各不同，
大叶肺炎起病急，寒战高热又痛胸，
铁锈色痰语强颤，久治不愈肺化脓。
中毒肺炎症多重，循环衰竭面无红，
呼吸浅促出冷汗，四肢逆冷阳不通，
此病多见青年壮，治不及时病多凶。
气管肺炎小与老，体弱之人不经风，

继发其他疾病后，肺失清肃诸证生，
三种类型辨清楚，诊断得法才显能。
邪犯肺卫清解表，银翘散加豆豉葱，
桔梗前胡杏贝母，山栀黄芩治肺脓。
热郁肺气清宣解，麻杏石甘建大功，
二陈汤可随证用，气喘葶苈入方中。
铁锈色痰现丝血，黛蛤泻白两方同，
胸痛郁金炒枳壳，肺阴虚兮用沙参。
热入心包是重证，神志昏迷谵语从，
苔黄舌绛肢抽搐，清营汤内有麦冬。
万氏牛黄清心热，抽搐钩藤并地龙，
气急痰鸣川贝母，蛤粉竺黄兑药冲。

第六节　支气管炎

支气管炎病虽轻，慢性可是长病程，
影响工作与生活，并发肺气肿累心。
外感内伤两种证，监床诊断分四型。
风寒鼻塞流清涕，恶寒发热痛头身，
疏风散寒杏苏散，气喘麻黄用之平。
风热疾粘而咳嗽，舌苔薄黄或痛咽，
疏风清热桑菊饮，热重鱼腥草黄芩。
湿痰迁冷咳加重，慢性支气管病因，
舌苔白腻濡滑脉，燥湿化痰用二陈。
痰多气急或胸闷，三子养亲加味行，
久咳体虚食不振，神疲怕冷面色青，
白术桂枝甘草入，培土为的是生金。
寒饮长期难治愈，反复发作老年人，
咳喘短气难平卧，喉间常有痰鸣声。
支气管炎喘息性，肺气肿病使其成，
小青龙汤加减用，化痰可以将肾温。

咳甚冬花紫苑入，葶苈子可治痰鸣，
肺气肿与肺心病，治不如法实可惊。

第七节　肺结核

西名结核中肺痨，结核杆菌起波涛，
肺阴不足脉细数，午后潮热痰血交，
滋阴润肺除金燥，沙参麦冬饮效高。
阴虚火旺骨蒸热。莫与气虚搞混淆，
声音嘶哑咳盗汗，脉数心烦颧红桃，
男子遗精女汛乱，诸症袭来似钢刀，
滋阴降火而保肺，百合固金汤记牢。
气血两虚自盗汗，恶风面浮肿眼泡，
咳嗽气短痰稀薄，土不生金肺成痨。
益气养肺治标本，补肺汤内有阿胶，
气虚参芪术山药，潮热骨皮嫩青蒿。
咳甚川贝杏仁入，海蛤粉用五钱包，
咳血旱莲仙鹤草，润肺还可加核桃。

第八节　结核性胸膜炎

干性渗出两类型，中医悬饮或风温，
半表半里胸胁痛，往来寒热少阳经，
口苦咽干脉弦数，炎证初期此过程。
柴胡半夏全瓜蒌，桔梗枳壳酒条芩，
咳嗽胸痛葶苈子，胸胁痛甚川郁金。
悬饮咳嗽胸胀闷，甚则气急卧难平，
呼吸转侧引胸痛，胸腔积液已显明，
理气和络逐水饮，控涎丹先用几分，
逐步加至一钱五，连服三到五日停。
气机郁结属干性，胸膜粘连亦为因，

香附复花炒苏了，降香柴胡枳壳寻。
郁金赤芍玄胡索，咳加蒌皮苦杏仁，
刺痛桃红当归尾，乳没用之痛必轻。
心烦潮热阴伤证，夜间盗汗瘦体形，
干咳无痰脉细数，舌红少苔干口咽。
沙参麦冬饮加减，重在清热与滋阴，
气虚参芪白术入，五味子使大功成。

第九节　胃十二指肠溃疡

十二指肠胃溃疡，中医胃脘痛证当，
临床概括两大类，肝胃不和吐吞酸。
攻窜不定胸胁痛，脉象弦细苔薄黄，
柴胡疏肝散加减，用此和胃又疏肝。
气郁化火黄连入，海蛸瓦愣子生姜，
气滞血瘀失笑散，出血三七粉最良，
麦冬沙参川楝子，主治炎郁阴又伤。
脾胃虚寒隐隐痛，口吐清水大便溏，
喜暖喜按脉多细，温胃黄芪建中汤。
寒重高良姜桂附，气滞枳壳广木香，
停饮茯苓姜半夏，黄芪大枣不入方。
特别注意并发证，幽门梗阻吐食常，
突然剧痛板状腹，急性穿孔是祸殃，
长期不愈体消瘦，恶变成癌命难长。

第十节　急性胃肠炎

西医急性胃肠炎，中医吐泻霍乱篇，
饮食不节使病起，呕吐腹痛很突然，
临床辨证分两类，寒湿湿热各有源。
前者脉濡苔白腻，恶寒发热身痛兼，

泻下稀薄淡黄便，藿香正气散最贤。
后者二阳合利证，清热化湿葛苓连，
食滞山楂建神曲，呕吐竹茹半夏添。
津液耗伤生脉散，循环衰竭四逆先，
附子理中共同用，中西结合得安全。

第十一节　慢性腹泻

慢性腹泻之病因，多种疾病所造成，
消化不良肠结核，慢性结肠炎造成。
脾胃虚弱脉濡缓，面色萎黄少精神，
腹胀不舒便溏泻，四肢无力路难行。
参苓白术散加减，食滞神曲鸡内金，
脱肛升麻黄芪入，木香姜附腹痛膨。
肾阳不振五更泻，脐下腹痛肠雷鸣，
完谷不化苔淡白，腹部怕冷恶寒身。
附了理中四神合，温肾涩肠泻自平，
滑泄石脂煨诃子，肉蔻粟壳用之灵。
肝脾不和胸胁胀，情绪激动重或轻，
泻而不畅腹胀痛，脉弦食少嗳气频，
痛泻要方合四逆，调和肝脾功告成。

第十二节　肝硬化

慢性肝炎肝受伤，肝脏硬化病程长，
门脉坏死胆汁性，血吸虫病亦为殃。
肝脾不和右胁胀，食欲不振大便溏，
头昏目眩面晦暗，脉象弦细嗳气常。
疏肝健脾兼化痞，逍遥散内加木香，
脾虚党参淮山药，谷芽麦芽入药方。
肝郁明显玄胡索，川楝郁金可疏肝，

气滞血瘀攻刺痛，加减膈下逐瘀汤。
脾肾是虚脉沉细，食少神疲卧不安，
下肢浮肿苔薄白，面色苍白或萎黄，
附子理苓汤加减，治法利水又温阳。
水气搏结腹水胀，胸腹绷急心发慌，
脉象弦数舌苔腻，攻下逐水舟车丸。

第十三节　慢性胆囊炎

湿热久蕴胆囊中，慢性胆囊炎证生，
迁延日久反复痛，胆结石证有可能。
轻微压痛右上腹，急性发作重病容，
柴胡疏肝散加减，疏肝理气病可松。
法夏厚朴治重湿，茵陈蒿把湿热攻，
肝胃不和左金入，气滞血瘀加桃红，
胆石虎杖金钱草，玄明粉用五钱冲。

第十四节　充血性心力衰竭

名为充血性心衰，血液循环障碍来，
长期慢性心脏病，甲亢贫血亦为灾。
心慌气短或气喘，下肢浮肿全身偕，
呼吸困难唇青紫，湿性罗音满肺排。
参附汤合生脉散，加减还在临床裁，
丹参桃红治瘀阻，阴虚沙参麦冬怀。
肺肾气虚胡桃肉，石英沉香展宏才，
葶苈三子治气喘，腹水腹胀实可哀。

第十五节　主绞痛

心绞痛发病非轻，冠状动脉硬化成，

病理变化分标本，脏气亏虚肝肾心。
胸闷不舒痛阵作，脉细弦涩标证明，
通阳化浊行气血，瓜蒌薤白花桃仁。
痛甚丹参京赤芍，当归蒲黄及五灵，
桂枝郁金治胸闷，痰浊法夏胆南星。
肝肾阴虚是本证，头目昏花耳又鸣。
舌红口干脉弦细，杞菊地黄加女贞。
并发肝阳上亢症，钩藤石决可育阴，
心阴若虚参玉竹，麦冬五味当归身。
心脾两虚补两脏，归脾汤能使病轻，
若兼阳虚除熟地，炙草桂枝入心经。
心肾阳虚回阳饮，参附肉桂性偏温。
当归菟丝大云肉，丹参巴戟可回春，
脾阳亏虚食不振，加入芪术白茯苓。

第十六节　高血压病

高血压病临床中，原发继发都可能，
慢性心血管疾病，标本虚实各不同。
风阳止亢标实证，脉象弦细舌尖红，
颞部抽痛心眩晕，肢体麻木或耳聋。
手足抽搐肉跳动，语言不清项强生，
天麻钩藤饮加减，育阴潜阳熄内风。
肝火若旺加胆草，羚羊角粉五分冲，
体肥痰多竹半夏，橘皮胆星炒僵蚕。
体虚肝肾阳不足，头目昏痛耳鸣嗡，
心慌寐少口干苦，面赤火升热病容。
杞菊地黄加减用，滋养肝肾急勿容，
失眠较甚枣仁柏，气虚还可加党参。
阳虚及阳仙茅入，巴戟天与肉苁蓉，
形寒肢冷若显著，酌加附子与桂通。

第十七节　脑血管意外

1. 诊查要点

动脉硬化血压高，血管意外起波涛，
突然昏倒不醒事，一侧偏瘫鼾声噪，
血栓形成起病缓，半身不遂要记牢。
下腔蛛网膜出血，头痛剧烈似如刀，
脑膜刺激征阳性，莫与流脑搞混淆。
还有血管痉挛证，突然偏瘫抽搐交，
头痛呕吐昏迷继，数天以后诸症逃。
青年心脏病患者，脑栓塞证细推敲，
血压不高起病急，神志不清语言糟，
统称脑血管意外，江堤溃破水成涝。

2. 中经络

风邪中在经络中，口眼歪斜失真容，
四肢麻木难活动，舌强言语不流通。
甚则半身不遂至，手足抽搐拘急生，
天麻钩藤饮加减，化痰通络平肝风，
口眼㖞斜牵正散，手足拘急用全虫。
头痛眩晕珍珠母，牡蛎白芍菊花从，
痰多胆星姜半夏，治风要药广地龙。

3. 中脏腑

风中脏腑病非轻，突然昏倒不识人，
口眼㖞斜流涎水，偏瘫鼾睡又神昏，
痰火内闭手握紧，肢体拘急或抽筋，
脉象弦实牙关闭，气粗痰涌身热盈。
熄风开窍化痰火，羚羊钩藤胆南星，

半夏竺黄水竹沥，九节草蒲川郁金。
局方到宝丹可用，万氏牛黄丸清心，
拘急抽筋全虫入，再加地龙石决明。
撒手遗尿是脱证，阴脱阴脱又要分，
阴脱舌红脉细数，阳脱脉代四肢冰。
扶正固脱生脉散，龙骨牡蛎火煅成，
阳脱参附汤可治，肉桂亦可用数分。
还要注意后遗症，肝肾亏虚是病因，
足痿不用难言语，地黄饮子功效深。

第十八节　神经官能证

神经官能证病因，忧郁不舒伤七情，
实证属心肝气郁，虚证久病火伤阴。
心肝气郁多疑虑，胸闷胁痛嗳气频，
柴胡疏肝散加减，理气解郁治必轻。
气郁化火口干苦，加入丹栀酒黄芩，
痰气阻滞梅核气，半夏厚朴苏梗寻。
阴虚火旺脉细数，精神恍惚梦难成，
口干心悸红舌质，悲喜无常怒且惊，
朱砂安神丸加减，甘麦大枣柏子仁。
心肾亏虚腰痠软，头晕眼花及耳鸣，
虚烦失眠健忘继，苔少脉细又遗精，
六味地黄加枸杞，首乌五味子枣仁。
心脾两虚又一证，临床多见长病程，
脾虚使血难生化，血不生化累及心，
双补心脾益气血，归脾汤用得安宁。

第十九节　急性肾炎

急性肾小球肾炎，中医列入水肿篇，

病前多有扁桃肿。皮肤化脓感染源。
血压增高酱油尿，全身浮肿眼睑先，
麻黄连翘赤小豆，风水越婢加术贤。
红血球多大小蓟，茅根生地各五钱，
脓细胞多加萹蓄，腹水二丑商陆根。
黄根公英治湿热，随症加减自安然，
湿盛五苓散苍术，防杞加皮亦可添。
并发肺炎麻杏石，气喘葶苈桑皮煎，
卧床休息少活动，百日之内要禁盐。

第二十节　慢性肾炎

此病多见成年人，中医水肿虚劳因，
肾变混合高血压，加上隐匿共四型。
红脓细胞蛋白质，血压升高浮肿身，
标本虚实仔细辨，久治不愈实可惊。
湿困脾阳标实证，水肿严重是特征，
肢体沉重苔白腻，脉象细缓或迟沉。
温阳化温行水饮，加减实脾用之灵，
表虚防风防杞入，再加黄芪五钱烹。
脾肾阳虚轻度肿，腰痠肢冷尿长清，
面色█白沉迟脉，温肾健脾病自平。
桂附理中与肾气，加减用之奥妙深，
浮肿明显车牛膝，脾虚党参术砂仁。
肝肾阴虚高血压，杞菊地黄石决明，
小便短赤加知柏，心悸失眠枣茯神。
隐匿肾炎补脾肾，六味地黄合四君。

第二十一节　尿毒证

尿毒证发实可惊，肾功不全证候群，

氮血质证酸中毒，早期晚期要分清。
前者疲乏身无力，头痛厌食又恶心，
皮肤干燥小便闭，此期症状比较轻。
后期症状多严重，口有尿臭呼吸深，
衄血消化道出血，甚则昏迷肢抽筋。
高血压性心脏病，心包发炎纤维名，
辨证先分标与本，阴阳虚实要辨明。
湿浊中阻阳虚证，苔多白腻胖舌形，
脉象濡弱或弦细，附片干姜入六君，
厚朴苍术吴萸妙，藿香苡米白蔻仁。
阴虚及阳痰火扰，热盛迫使血妄行，
羚羊钩藤饮加减，痰多竺黄胆南星。
神志昏迷用至宝，紫雪丹可用五分，
虚脱症状是危候，参附生脉龙牡寻。

第二十二节　泌尿系感染

尿道膀胱肾盂炎，泌尿系统病变迁，
急性发作实热证，尿频尿急尿痛兼。
脉象弦数苔黄腻，寒热往来腰痛连，
清热利湿八正散，加减在于临床前，
血尿酌加大小蓟，炒山栀与白茅根。
虚实夹杂腰痠痛，是疲乏力脉细弦，
头昏耳鸣尿频急，知柏地黄加减煎。
气血不足去知柏，参芪当归各五钱，
肾阳虚弱加桂附，菟丝续断亦可添。

第二十三节　泌尿系结石

泌尿系统结石多，绞痛发作苦难磨，
面色苍白出冷汗，恶心呕吐血尿波。

滑石通淋利湿热，泌尿排石汤可歌，
尿血丹地大小蓟，绞痛乳没三七和。

第二十四节　风湿病

风寒湿热邪入经，阻碍气血病始成，
病前多有扁桃肿，咽喉发痛亦为因。
急性风湿证活动，发热汗多斑环形，
还可并发心脏病，听诊心脏有杂音。
风寒湿证多属实，偏胜却要辨分明，
游走疼痛属风胜，得热则舒寒伤人。
重着不移湿偏重，提纲挈领记特征，
加减蠲痹汤常用，祛风散寒确有名。
风胜风藤豨莶草，寒胜草乌麻细辛，
湿胜加皮霜苍术，海桐皮与生苡仁。
风湿热证病较急，局部肿痛难屈伸，
舌红苔黄脉象数，发热恶风多汗身，
白虎桂枝汤加减，祛风休湿邪热平。
痰瘀痹阻属慢性，反复发作长病程，
关节疼痛迁冷重，强直肿大动不灵。
牵正散加白芥子，蜂房炮甲制南星，
桃仁红花大活血，乳没用之痛必轻。

第二十五节　糖尿病

胰岛功能减退因，血糖过高病自成，
西名糖尿中消渴，多饮多食尿急频。
常易并发肺结核，白内障使目失明，
动脉硬化高血压，若长疮█命难成。
病多阴虚与燥热，治要润燥又滋阴，
六味地黄加花粉，麦冬石斛可生津。

石膏知母渴引饮，多食善饥黄连芩，
尿如脂膏复盆子，五味桑蛸益智仁。
肾阳虚去花粉斛，桂附菟丝鹿胶蒸，
气虚参芪白术入，高糖饮食要禁清。

第二十六节　流脑

流行脑脊髓膜炎，中医湿疫病毒篇，
病理变化风火煽，气血两燔热势炎。
初期卫气我同病，清热解毒疏表兼，
主方银翘散加减，大青叶和板兰根，
壮热石膏知母入，项强僵蚕粉葛根。
气营两燔喷射吐，高热烦燥言语谵，
舌质红绛苔黄腻，颈项强直脉象弦。
清营凉血清营拟，神昏安宫牛黄添，
抽搐须用羚羊角，地龙全蝎双钩藤。
内闭外肿症互见，上身更兼冷汗连，
脉微欲绝瘀斑满，参附龙牡汤最贤。
热盛风动肢抽搐，神志昏迷脉滑弦，
清营凉血熄风治，开窍通关保安全，
清瘟败毒饮加减，紫雪牛黄至宝联。

第十一章　妇科病口诀

第一节　月经先期

月经先期致病因，血热气虚两证型，
血热又分三大证，虚实郁热要分清。
虚热两地汤常用，酌加麦冬阿胶蒸，
实热清经汤可拟，量多黄连续断寻，
郁热丹栀逍遥散，加味用之功效深。
气虚量多颜色淡，小腹空坠质稀清，
一派气虚证候见，归脾汤用得安宁。
血多不止陈棕炭，血余烧灰亦可斟，
龙骨牡蛎光山药，固摄健脾中气升。

第二节　月经后期

经行后期属血寒，血虚气滞亦为殃，
血寒要分虚与实，辨证施治在临床。
实寒绝黯而量少，少腹有块痛难当，
虚寒绵绵腹中痛，量少色淡质清长，
大营煎治虚寒用，实寒要用温经汤。
血虚量少淡红色，头昏心悸面色黄，
小腹空痛脉虚细，人参养荣是良方。

气滞七情郁结致，嗳气频作胀乳房，
行气开郁消滞气，方用四制香附丸。

第三节　经行先后无定期

时先时生有经来，肝郁肾虚两成灾，
肝郁逍遥散加减，肾虚固阴煎化裁。

第四节　月经过多

月经过多责任冲，气虚血虚各不同，
举元煎是气虚要，血热先期汤效隆。

第五节　月经过少

月经过少血虚成，血瘀肾亏亦为因，
血瘀桃红四物用，血虚归脾或八珍，
肾虚当归地黄饮，滋阴养血又通经。

第六节　痛经

痛经一证分四型，寒凝气滞血虚成，
肝肾阴虚脉失养，调经汤用得安宁。
气血亏虚运无力，双补良方是八珍，
气滞血瘀胸胁胀，血色紫黑血块成，
血腑逐瘀汤加味，夹寒调气饮可斟。
寒湿凝滞经量少，少腹绞痛得热轻，
色暗有块脉沉紧，温经汤加苍术苓。

第七节　闭经

数月不信是闭经，虚实两证总要明，
虚者阴血不足致，实者经隧不通成。
归肾丸治肾不足，气血亏虚用八珍，
气滞可用乌药散，血瘀血腑逐瘀寻。
寒湿凝滞另一证，寒湿偏胜要分清，
偏寒温经汤常用，偏湿导痰加术斟。

第八节　功能性子宫出血

崩漏见之病家慌，五个证型仔细详，
血热量多深红色，常用清热固经汤。
血瘀拒按有瘀块，四物失笑共合方，
气虚固本止崩妙，或用补中益气汤。
肾虚一证仔细辨，分清肾阴与肾阳，
阴虚左归去牛膝，女贞旱莲黄精良。
阴虚右归去肉桂，加入黄芪续炮姜，
配合医生坚持治，否则终归无下场。

第九节　经行吐血

阴虚肺燥使病成，郁热迫血往上行，
前者一派阴虚证，后者郁火炎炎蒸。
阴虚活血润燥饮，清经四物郁火平，
酌加清热止血药，勿用红花与桃仁。

第十节　经前便血

经前便血切莫惊，肠中积热迫血行，

83

清热凉血兼止血，约营煎用保康平。

第十一节　经行泄泻

经行若见泄泻随，脾胃虚弱肾阳亏，
肾虚四神丸加味，参苓白术散健脾。

第十二节　绝经前后诸证

更年期之证候群，此病见之不须惊，
肝肾阴虚阳上亢，脾肾阳虚亦为因。
六味地黄加牡蛎，龟板鳖甲可滋阳，
脾肾阳虚脉失养，右归丸可壮命门。

第十三节　带下病

湿热脾虚与肾虚，带下为病三证居，
湿热色黄加脓冻，龙胆泻肝汤可驱。
中阳不振脾湿注，完带汤用效验殊，
肾虚量多质清冷，右归加味证症除。

第十四节　妊娠病

1. 妊娠呕吐

妊娠呕吐恶阻名，临床常见有三型，
肝胃不和脾骨弱，痰饮停滞使病成，
肝热黄连汤苏叶，脾胃虚弱用六君，
痰湿恶阻又一证，小半夏汤加茯苓。

2. 先兆流产

先兆流产病经常，行房过度负重伤，
气血两虚胎难养，举元煎膈胶艾汤。
肾虚胞脉不固致，常用加味寿胎丸，
血热保阴煎加减，热迫血动胎元伤。

3. 妊娠腹痛

妊娠腹痛病人惊，临床常见三证型，
血虚虚寒与气郁，不通则通是其因。
血虚胶艾汤可用，虚寒艾附暖宫斟，
气郁逍遥散加味，苏梗陈皮使气行。

4. 妊娠水肿

妊娠数月水肿来，脾虚肾虚气滞偕，
脾虚全生白术散，千金鲤鱼汤保胎。
肾虚济生肾气用，真武汤治肾阳衰，
气滞天仙藤散入，夹湿四苓散安排。

5. 妊娠高血压

妊娠数月血压高，肝肾阴虚起波涛，
杞菊地黄加龙牡，钩藤石决龟极胶，
肝郁化热又一证，丹栀逍遥有功劳。

6. 妊娠子▮

怀孕后期或娩时，突然昏仆人不知，
四肢抽搐牙关闭，口吐白沫子▮思。
肾阴不足肝阳亢，羚羊钩藤急煎之，
加味全生白术散，脾虚肝旺不宜迟，
此为妊娠期重证，治不如法碍母儿。

7. 妊娠心烦

肝郁痰火或阴虚，妊娠心烦三证居，
肝郁逍遥散常用，痰火竹沥汤可除，
阴虚从参麦冬散，芩苓知草地竹茹。

8. 胎气上逆

胎气上逆称子悬，胸闷腹胀或痛疼，
呼吸迫促又烦躁，舌苔黄薄脉滑弦。
先用紫苏饮加减，继则阿胶止血添，
调理肝脾疏气逆，浮热得降自安然。

第十二章　附汤方口诀

千金苇茎汤（治肺痈）

苇茎汤方出《千金》，桃仁薏苡冬瓜仁，
瘀热壅肺成痈毒，甘寒清热上焦宁。

荆防败毒散

荆防败毒草川芎，枳桔柴前茯苓从，
表寒较甚羌独活，疮痈初起治亦同。

银翘散

银翘散主上焦医，竹叶荆牛薄荷豉，
甘桔芦根凉解法，风温初起此方宜，
咳加杏见渴花粉，热甚栀芩次第施。

桂枝汤

桂枝汤治太阳风，桂当生姜草枣同，
自汗恶风项强痛，调和营卫可收功。

麻黄汤

辛温发汗麻黄汤，麻桂杏草共煎尝，
发热恶寒头身痛，表实无汗服之康。

附子理中汤

理中汤主理中乡，甘草人在术黑姜，
呕吐腹痛阴寒盛，或加附子总扶阳。

白虎汤

白虎汤用石膏偎，甘草知母粳米陪，
亦有加入人参者，躁烦口渴舌黄苔。

八珍汤

八珍四物合四君，血家百病此方遵，
归芎芍地参苓草，气血双疗白术寻。

大承气汤

大承气汤用芒硝，枳实大黄厚朴饶，
救阴泻热功偏擅，急下阳明有数条。

五苓散—四苓散

五苓散是利水方，二苓泽泻白术襄，
桂枝化气兼解表，肿水消去体自康，
除桂名为四苓散，无寒但渴亦相当。

桃仁承气汤

桃仁承气五般奇，甘草硝黄并桂枝，
热结膀胱少腹胀，蓄血如狂最相宜。

茵陈蒿汤

茵陈蒿汤治黄疸，栀子大黄三药掺，
身目黄如桔子色，清热利胆不须烦。

小柴胡汤

小柴胡汤和解供，半夏人参甘草从，
更用黄芩加姜枣，少阳各病此方宗。

理中汤

理中汤是祛寒方，人参白术草干姜，
吐泻阳衰并阴盛，舌淡苔白细脉详。

四逆汤—通脉四逆汤

四逆汤用附草姜，肢冷脉微吐利尝，
回阳救逆功偏擅，通脉四逆倍干姜。

真武汤

温阳利水真武汤，茯苓术芍附生姜，
小便不利有水气，喘悸身肿用之良。

黄连阿胶汤

黄连阿胶鸡子黄，黄芩白芍合成方，
水亏火炽烦不卧，养阴清热自然康。

猪苓汤

猪苓苓泽滑阿胶，小便尿血涩痛疗，
心烦不眠尿不利，育阴利水法昭昭。

乌梅丸

乌梅丸用细辛桂，人参附子姜椒继，
黄连黄柏及当归，温脏安蛔寒厥剂。

四君子汤

四君子汤治气虚，参术苓草四般俱，

补气健脾基础剂，变通加减气便舒。

补中益气汤

补中益气芪术陈，升柴参草当归身，
虚劳内伤功独擅，亦治阳虚外感因。

金铃子散

金铃子散配玄胡，肝经郁热气不舒，
心腹胁肋诸痛证，疏肝清热病能除。

四磨煎—五磨煎

四磨亦治七情侵，人参乌药及槟沉，
浓磨煎服调气逆，实者枳壳易人参，
去参加入木香枳，五磨饮子白酒斟。

苏子降气汤

苏子降气桔半归，前胡桂朴草姜依，
下虚上盛痰嗽喘，亦有加参贵合机。

旋复代赭石汤

旋复代赭用人参，半夏甘姜大枣同，
重以镇逆咸软痞，痞硬噫气力能通。

四物汤

四物汤用抚川芎，当归白芍熟地从，
妇女血亏诸般症，补血调肝此方宗。

当归补血汤—玉屏风散

当归补血有奇功，归少芪多力最宏，
更有芪防同白术，别名止汗玉屏风。

补阳还五汤

补阳还五赤芍芎，归尾通经佐地龙，
四两黄芪为主药，血中瘀滞用桃红。

当归四逆汤

当归四逆桂枝芍，细辛甘草木通着，
再加大枣治阴厥，脉细阳虚由血弱。

大温经汤

温经归芍桂萸芎，姜夏丹皮与麦冬，
参草扶脾胶益血，调经止痛有奇功。

大黄▌虫丸

大黄▌虫草桃仁，杏仁芍药生地举，
干漆蛋虫蛴螬蛭，干血五劳羸瘦灵。

清营汤

清营汤是温病方，热入心营犀地良，
银翘连竹玄丹麦，清营泄热自然康。

犀角地黄汤

犀角地黄芍药丹，血热妄行吐衄斑，
神昏谵语因营热，凉血解毒效非凡。

复元活血汤

复元活血汤柴胡，花粉当归山甲俱，
桃仁红花大黄草，损伤瘀血酒煎祛。

血腑逐瘀汤

血腑逐瘀归地桃，红花枳壳膝芎饶，

柴胡赤芍甘桔梗，血化下行不作劳。

膈下逐瘀汤

膈下逐瘀桃牡甘，赤芍乌药玄胡看，
芎归灵脂红花壳，香附开郁血亦安。

少腹逐瘀汤

少腹逐瘀芎炮姜，玄胡灵脂芍茴香，
蒲黄肉桂归没药，调经止痛是良方。

归脾汤

归脾汤用术参芪，归草茯神远志随，
酸枣木香龙眼肉，煎加姜枣益心脾，
怔忡健忘俱可却，肠风崩漏总能医。

独参汤

独参功擅得嘉名，血脱脉微可还生，
一味人参浓取汁，应知专任力方宏。

沙参麦冬饮

沙参麦冬饮豆桑，玉竹甘花共合方，
秋燥耗伤肺胃液，苔光干咳此堪尝。

大秦艽汤

大秦艽汤羌独防，芎芷辛芩二地黄。
石膏归芍苓甘术，风邪散见可通尝。

清气化痰丸

清气化痰星夏桔，杏仁枳实瓜蒌实，
芩苓姜汁合为丸，气顺火消痰自失。

礞石滚痰丸

滚痰丸用青礞石，大黄黄芩沉木香，
百病多因痰作宗，顽痰怪证力能匡。

三子养亲汤—茯苓饮

三子养亲痰火方，苏芥莱菔共煎汤，
外台别有茯苓饮，参术陈姜枳实尝。

清燥救肺汤

清燥救肺参草杷，石膏胶杏麦芝麻，
经霜收下干桑叶，温燥伤肺服之佳。

二陈汤—导痰汤—温胆汤—润下丸

二陈汤用半夏陈，益以茯苓甘草成，
利气调中兼去湿，一切痰饮此为珍。
导痰汤内加星枳，顽痰胶固力能驯，
若加竹茹与枳实，汤名温胆可宁神，
润下丸仅陈皮草，利气祛痰妙绝伦。

苓桂术甘汤

苓桂术甘痰饮方，和之温药四般良，
桂枝三两茯苓四，术草二两共煎汤。

十枣汤—控涎丹

十枣逐水效堪誇，大戟甘遂与芫花，
悬饮胁下有水气，咳唾引痛服之佳，
控涎丹用遂戟芥，停痰伏饮效亦佳。

小青龙汤

小青龙汤桂麻黄，芍夏草姜细味藏，

93

表后不解兼水气，干呕发热咳嗽良。

葶力大枣泻肺汤

葶力大枣泻肺汤，药虽两味功效良，
痰水壅肺喘难卧，泻肺行水即安康。

桑菊饮

桑菊饮中桔梗翘，杏仁甘草薄荷饶，
芒根为引经清剂，热盛阳明入毋膏。

麻杏石甘汤

但景麻杏石甘汤，药仅四味效佳良，
肺热壅盛气喘急，清热平喘法彰彰。

栀子豉汤

病后虚烦甚不安，心中懊恼起卧难，
栀子原用十四粒，香豉四两急加餐。

连朴饮

连朴饮中用芒根，栀豉菖蒲半夏添，
湿热内蕴成吐利，清热除湿自然宣。

万氏牛黄丸—安宫牛黄丸

万氏牛黄丸最精，芩连栀子砂郁金，
或加尐角珠冰麝，退热清心力更新。

大定风珠

大定风珠熄风方，麦味麻草鸡子黄，
地芍阿胶滋阴血，龟鳖牡蛎在潜阳。

加减复脉汤

加减复脉阿地黄，草芍麦冬麻仁良，
热邪深入厥阴少，阴血耗伤早煎尝。

至宝丹

至宝朱砂麝息香，玄黄犀角与牛黄，
金银二箔兼龙脑，琥珀还同玳瑁良。

紫雪丹

紫雪犀羚朱朴硝，硝磁寒水滑石膏，
丁沉木麝升玄草，更用赤金法亦超。

牵正散

牵正散用水全虫，白附子与僵蚕从，
口眼㖞斜面麻痹，风邪中络功独宏。

玉真散

玉真散治破伤风，牙关紧闭反角弓，
白附星麻羌防芷，祛风解痉法宜从。

清暑益气汤

清暑益气参草芪，当归麦味青陈皮，
曲柏葛根苍白术，升麻泽泻枣姜随。

六和汤

六和藿术杏砂呈，半夏木瓜赤茯苓，
术参扁豆同甘草，姜枣煎之六气平，
或益香薷或苏叶，伤寒伤暑用须明。

桑杏汤

桑杏汤用象贝宜，沙参栀豉与梨皮，
头痛身热渴干咳，清宣凉润燥能医。

藿朴苓夏汤

藿朴苓夏杏蔻仁，薏苡二苓泽豉行，
湿滞中焦苔白腻，芳化淡渗法堪循。

黄连解毒汤

黄连解毒汤四味，黄柏黄芩栀子备，
躁狂大热呕不眠，吐衄斑黄皆能配。

养心汤

养心汤用草芪参，二茯芎归柏子寻，
夏曲远志兼桂味，再加酸枣总宁心。

保元汤

保元补闪总偏温，桂草参芪四味存，
男妇虚劳幼科痘，持纲三气妙难寻。

参附汤

参附汤是急救方，阳虚暴脱急煎尝，
肢冷脉微气喘急，回阳救脱效力强。

天王补心丹

补心丹用柏枣仁，二冬生地与归身，
三参桔梗朱砂味，远志茯苓共养神，
或以菖蒲更五味，劳心思虑过耗真。

泻心导赤散

导赤生地与木通，草稍竹叶四般攻，
品糜淋痛小肠火，引热同归小便中。

苏藿香丸

苏藿香丸麝息香，丁沉松木附乳香，
诃朱毕技术犀脑，解郁开窍中恶尝。

涤痰汤

涤痰汤用半夏星，甘草桔红参茯苓，
竹茹菖蒲兼枳实，痰迷舌强服之宁。

安神定志丸

安神定志用人参，龙齿茯苓与茯神，
远志菖蒲交心肾，心肾交时惊悸宁。

柴胡疏肝散

柴胡疏肝香附芎，白芍枳壳甘草从，
肝郁胁肋及经痛，疏肝理气可为功。

龙胆泻肝汤

龙肝泻肝栀苓柴，生地东前泽泻偕，
木通甘草当归合，肝经湿热力能排。

半夏天麻白术汤

半夏天麻白术汤，参芪桔柏及干姜，
苓泻麦芽苍术曲，太阳痰厥头痛良。

镇肝熄风汤

镇肝熄风芍天冬，玄龟麦芽赭牡龙，

牛餐茵陈川楝草，肝阳上亢大有功。

羚羊钩藤汤

羚羊钩藤菊花桑，甘芍贝茹神地黄，
共呈凉肝熄风法，热盛生风抽搐方。

金匮肾气丸加减诸方

金匮肾气治肾虚，熟地淮药及山萸，
丹皮苓泽加桂附，引火归原热下趋，
济生加入车牛膝，二便通调肿胀除，
钱氏六味去桂附，专治阴虚火有余，
六味再加五味麦，八仙都气治相殊，
更有知柏与杞菊，归芍参麦各分途。

暖肝煎

暖肝煎用杞茴沉，乌药当归桂茯苓，
肝寒气滞少腹痛，温肝行气法当行。

六君子汤

六君子汤参术苓，半夏甘草与陈皮，
咳嗽唾痰呕吐泻，胃虚食少法堪珍。

实脾饮

实脾苓术与木瓜，甘草木香大腹加，
是蔻姜附兼厚朴，虚寒阴水是可誇。

升阳益胃汤

升阳益胃参术芪，黄连半夏草陈皮，
苓泻防风羌独活，柴胡白芍枣姜随。

胃苓汤

胃苓二术陈草拈，官桂茯苓厚朴煎，
猪苓泽泻渗水湿，食停浮肿泄泻痊。

保和丸

保和神曲与山楂，苓夏陈翘莱菔加，
消化不良饮食积，方中亦可用麦芽。

玉女煎

玉女煎中熟地拈，石膏知母麦冬全，
阴虚胃火牙疼效，去膝地生温热痊。

清胃散

清胃散用升麻连，当归生地牡丹全，
再益石膏平胃热，品疮吐衄及牙宣。

吴茱萸汤

吴茱萸汤人参枣，重用生姜温胃好，
阳明呕吐胃脘痛，厥阴头痛尤奏效。

补肺汤

补肺汤中用黄芪，人参熟地桑白皮，
再加紫苑五味子，虚热劳嗽服之宜。

百合固金汤

百合固金二地黄，玄参见母桔甘藏，
麦冬芍药当归配，喘咳痰知肺家伤。

杏苏散

杏苏散用半夏陈，苏叶杏仁白茯苓，

前胡枳壳芽桔梗，恶寒咳嗽痰稀清。

华盖散—三拗汤

华盖麻黄杏桔红，桑皮苓草紫苏供，
三拗只用麻甘杏，表散风寒力最厷。

葛根黄芩黄连汤

葛根黄芩黄连汤，甘草四般治二阳，
解表清里兼和胃，喘汗自利保平康。

白头翁汤

白头翁汤治热痢，黄连黄柏及秦波，
若加阿胶与甘草，产后下痢切莫离。

麻子仁丸

麻子仁丸苦杏仁，麻仁厚朴大黄拼，
枳实芍药蜜丸服，津液枯燥便秘行。

右归饮—左归饮

右归饮治命门衰，桂附山萸杜促偕，
地草淮山枸杞子，便溏阳萎病中怀，
左归饮主真阴弱，桂附杜去茯苓来。

缩泉丸

缩泉丸治尿数频，乌药淮山益智仁，
肾与膀胱虚寒证，温肾缩便自然轻。

金锁固精丸

金锁固精芡莲须，龙骨蒺藜牡蛎需，
莲粉糊丸盐酒下，涩精秘气滑遗无。

八正散

八天木通与车前，萹蓄大黄滑石研，
草稍瞿麦兼栀子，煎加灯划痛淋蠲。

参苓白术散

参苓白术扁豆陈，山药甘莲砂苡仁，
桔梗上浮兼保肺，枣汤调服益脾神。

四神丸

四神故纸吴茱萸，肉蔻五味四般须，
大枣百枚姜八两，五更肾泻火衰扶。

左金丸—戊己丸—连附六一汤

左金茱连六一丸，肝经炎郁吐吞酸，
再加芍药名戊已，热泻热痢服之安，
连附六一治胃痛，寒因热用理一般。

四逆散

四逆散里用柴胡，枳实芍药甘草伍，
此是阳邪成厥逆，敛阴泄热平剂扶。

痛泻要方

痛泻要主陈皮芍，防风白术煎丸酌，
补泻并用理肝脾，若作食伤医便错。

泻白散

泻白桑皮地骨皮，甘草粳米四般施，
参苓知芩皆可入，肺热喘嗽此方医。

香薷饮

三物香薷豆朴先，若云热盛加黄连，

或加苓草名五物，利湿祛暑木瓜宣。

青蒿鳖甲汤

青蒿鳖甲地知丹，阴分伏热此方攀，
夜热早凉无汗者，滋阴透热自不难。

丹栀逍遥散

逍遥散用当归芍，柴苓术草加姜薄，
散郁除蒸功最奇，调经入味丹栀着。

清肺化痰汤

清肺化痰马兜铃，鳖甲生地石决明，
浙贝丹皮芩杏草，瘢后余热喘嗽平。

大黄牡丹皮汤

金匮大黄丹皮汤，桃仁冬瓜子硝黄，
肠痈初期少腹痛，泻热逐瘀功效良。

竹叶石膏汤

竹叶石膏汤人参，麦冬半夏竹叶灵，
甘草生姜兼粳米，暑烦热渴脉虚寻。

参苏饮

参苏饮内用陈皮，枳壳前胡半夏宜，
干葛木香甘桔茯，内伤外感此方推。

月华丸

月华二冬二地苓，山药百部贝沙参，
阿胶獭肝三七配，滋阴止血实堪珍。

人参养营汤

人参养营即十全，除却川芎五味联，

陈皮远志及姜枣，脾肺气血补方先。

生脉散

生脉散用麦味参，益气生津治暑淫，
气少汗多口干渴，病危脉绝急煎斟。

十灰散

十灰散用牡丹栀，二蓟柏荷叶棕皮，
茅茜大黄制灰末，热盛失血最相宜。

泻心汤

大热上攻心气伤，清浊二道血洋洋，
大黄二两芩连一，釜底抽薪请细详。

小蓟饮子

小蓟饮子藕蒲黄，木通滑石生地襄，
归草黑栀淡竹叶，血淋热结服之良。

芍药汤

芍药汤内桂锦纹，芩连枳木草归梹，
里急后重便脓血，清热止痢自然宁。

清肝饮

清肝山萸生地黄，山药丹栀苓泽襄，
归芍柴枣疏肝都，阴虚肝郁力能康。

藿香正气散

藿香正气大腹苏，甘桔陈苓术仆俱，
夏曲白芷加姜枣，感作岚瘴并能驱。

小半夏汤

小半夏汤用夏姜，药仅两味很寻常，

呕吐痰多因浊逆，祛痰降逆自然康。

半夏厚朴汤

状如炙脔巾咽中，却是痰凝气不通，
半夏一升茯苓四，五姜五朴二苏攻。

麦门冬汤

麦门冬汤麦冬多，参甘枣米半夏和，
肺胃津虚气上逆，降逆下气病能瘥。

丁香柿蒂散

丁香柿蒂人参姜，呃逆因寒中气戕，
温中降逆兼益气，或加竹橘用皆良。

橘皮竹茹汤

橘皮竹茹治呕良，人参甘草枣生姜，
胃虚有热气上逆，调中降逆早煎尝。

增液承气汤

增液承气生地玄，麦冬大黄芒硝添，
温病热结阴亏证，燥屎得行却安眠。

半硫丸

半硫半夏与硫黄，下元虚冷便秘尝，
金液丹中硫一味，沉寒厥逆亦兴阳。

黄芪汤

黄芪汽用白茯苓，生地花粉合麦门，
五味子与炙甘草，诸般消渴得安宁。

润肠丸

润肠丸用生地归，桃仁麻仁枳壳随，

津枯肠燥大便结，润肠通便不可离。

神犀丹

神犀丹内用犀芩，玄参菖蒲生地群，
豉粉银翘蓝紫草，温邪暑疫有奇勋。

真人养脏汤

真人养脏粟壳当，诃子肉蔻桂木香，
术芍参甘为涩剂，脱肛久痢早煎尝。

越婢加术汤

越婢加术治肾炎，麻石甘枣姜术添，
浮肿尿少兼咳热，宣肺行水即能痊。

五皮饮—全生白术散

五皮饮用五般皮，陈茯姜桑大腹奇，
全生加术减桑白，诸水肿病此方医。

疏凿饮子

疏凿饮子大腹商，槟榔泽泻木通羌，
赤豆苓皮苊椒目，煎益姜皮阳水康。

平胃散

平胃散是苍术朴，陈皮甘草四味药，
食欲欠佳脘腹胀，运脾除湿此方扩。

舟车丸

舟车牵牛及大黄，遂戟芫花广木香，
青皮陈皮加轻粉，燥实阳水却相当。

中满分消汤—中满分消丸

中满分消汤朴乌，归萸麻夏荜升胡，
香姜草果参芪泽，连柏苓青益智需。
丸用苓边砂朴实，夏陈知泽草姜俱，
二苓参术姜黄合，丸热汤寒治各殊。

石苇散

石苇瞿麦与冬葵，木通前仁榆白皮，
沙石淋痛小便涩，通淋排石苓滑随。

萆薢分清饮

萆薢分清石菖蒲，草稍乌药益智俱，
车柏苓术丹莲益，通心固肾浊精驱。

桑螵蛸散

桑螵蛸散治便数，参苓龙骨同龟壳，
菖蒲远志及当归，补肾宁心健忘觉。

菟丝子丸

菟丝子丸治尿频，益智桑蛸牡味行，
温补肾阳蓉茸附，遗尿二药鸡内金。

虎潜丸

虎潜脚痿是神方，虎胫膝陈地锁阳，
龟版姜归知柏芍，再加羊肉捣丸尝。

二妙丸

二妙丸中苍柏煎，若云三妙牛膝添，
痿痹足疾堪多服，湿热全除病自痊。

防风汤

防风汤归赤茯苓，独活桂心苦杏仁，
芃葛麻草姜枣合，行痹走注疼痛灵。

五积散

五积散治五般积，麻黄苍芷归芍芎，
枳桔桂姜甘茯朴，陈皮半夏加姜葱。
除桂枳陈余略炒，熟料尤增温散功，
温中解表祛寒温，散痞调经用各充。

乌头汤

历节疼来不屈伸，或加脚气痛难行，
芪芍麻草皆三两，五粒乌头蜜煮匀。

薏苡仁汤

薏苡仁汤功效奇，腹痛腹痛最堪医，
桃仁加上瓜蒌子，白当丹皮在后随。

羌活胜湿汤

羌活胜湿羌独芎，甘蔓菖本与防风，
湿气在表头身重，发表升阳有异功。

川芎茶调散

川芎茶调散荆防，辛芷薄荷甘草羌，
目眩鼻塞风攻上，正偏头痛悉能康。

天麻钩藤饮

天麻钩藤饮菊花，寄生杜仲地蝉蚕，
黄芩二决川牛膝，肝风血压效堪夸。

通窍活血汤

通窍全凭好麝香，桃红芎芍枣葱姜，
瘀阻脉络头身痛，活血通窍第一方。

括蒌薤白白酒汤

胸为阳位似天空，阴气瀰瀹痹不通，
薤白半升蒌一个，七升白酒奏奇功。

枯蒌薤白半夏汤

胸背牵痛不卧时，半升半夏一蒌施，
薤因性湿性三两，斗酒同煎涤饮奇。

一贯煎

一贯柔肝疏郁方，参麦枸杞干地黄，
当归川楝水煎服，肝肾阴虚功效彰。

大建中汤

大建中汤建中阳，饴糖人参配椒姜，
寒疝冲起有头足，痛而拒按服之康。

小建中汤—黄芪建中汤—当归建中汤

小建中汤芍药多，桂姜甘草大枣和，
更加饴糖补中脏，虚劳腹痛服之瘥。
加入黄芪补不足，胃虚溃疡效无过，
又有当归建中法，产后诸虚属妇料。

枳实导滞丸

枳实导滞用大黄，芩连曲术茯苓襄，
泽泻蒸饼糊丸服，湿热积滞服之良。

化肝煎

化肝煎治怒伤肝，气逆动火烦躁安，
青陈丹皮炒栀子，贝毋芍药泽泻搬。

失笑散—独圣散

失笑蒲黄及五灵，晕平痛上积无停，
山楂二两便糖入，独圣功同更守经。

甘姜苓术汤

金匮甘姜苓术汤，温中除湿擅其长，
寒湿所伤腰冷重，痛除始信效佳良。

桂枝甘草龙牡汤

桂枝甘草龙牡汤，烦躁惊狂卧不安，
甘草二两桂枝一，龙骨二两牡蛎襄。

酸枣仁汤

酸枣仁汤用枣仁，芎草知毋与茯苓。
阴血亏虚烦不寐，养心安神却是灵。

生铁落饮

生铁落饮治癫狂，哭笑无常惊善忘，
铁落石膏神竹沥，龙齿玄防秦芄尝。

二阴煎

二阴生地麦门冬，枣仁黄连黑玄参，
茯苓木通粉甘草，惊狂失志谈笑中。

三仁汤

三仁杏蔻薏苡仁，朴夏白通滑竹伦，

水用甘澜扬百遍，湿温初起法堪珍。

三黄解毒汤

三黄解毒治大热，谵语以斑身黄色，
黄连栀子酒黄芩，生甘草与川黄柏。

四生丸

四生丸用三般叶，侧柏艾荷生地协，
等分生捣如泥煎，血热妄行吐衄切。

地黄饮子

地黄饮子山茱斛，麦味菖蒲远志茯，
苁蓉桂附巴戟天，少入薄荷姜枣服，
喑①厥风痱能治之，虚阳归肾阳精足。

朱砂安神丸

东垣朱砂安神丸，归地草连配合全，
烦乱懊恼神不静，怔忡惊悸服必安。

甘麦大枣汤

妇人脏燥欲悲伤，如有神灵太息长，
小麦一升三两草，十枚大枣力相当。

麻黄连翘赤小豆汤

瘀热在里身发黄，麻黄连翘赤豆汤，
麻翘姜草各二两，赤豆梓皮一升襄，
大枣十二杏四十，解表利湿法最良。

桂附理中丸

理中丸是祛寒方，参术甘草炮黑姜，

吐利腹痛阴寒盛，再加桂附总回阳。

泌尿排石汤

泌尿通前瞿萹滑，金钱虎杖苇金沙，
硝葵内金留行膝，肾尿结石效堪誇。

蠲痹汤

蠲痹赤芍与防风，当归黄芪姜枣从，
姜黄羌活同甘草，风湿痹痛有奇功。

清瘟败毒饮

清瘟败毒地连芩，丹石栀甘竹叶寻，
犀角玄翘知芍桔，瘟邪泻毒亦滋阴

两地汤

两地地骨生地黄，玄参麦冬芍胶尝，
先期色红经量少，养阴清热是良方。

固阴煎

固阴熟地与金樱，人参山药远志寻，
山萸菟丝五味草，肝肾阴虚梦遗精。

举元煎

举元参芪术草麻，升陷举阳功效佳，
气虚不摄失血证，益气摄血即能瘥。

清经汤

经水先期清经汤，地骨丹皮白芍良，
熟地青蒿茯苓柏，实而血热斟酌量。

完带汤

完带白术炒山药，苍术人参酒白芍，
车前甘草广陈皮，荆芥柴胡共煎喝。

黄连汤

黄连甘草与干姜，人参大枣共合方，
肝胃有热常作呕，腹痛绵绵早煎尝。

胶艾汤—妇人良方—妇宝丹

胶艾汤中四物先，阿胶艾叶甘草全，
妇人良方单胶艾，胎动血漏腹痛痊，
胶艾四物加香附，方名妇宝调经专。

保阴煎

保阴二冬二地黄，龟板鳖甲牛膝藏，
桂元苓药贝玉竹，二乳骨皮杷叶尝。

艾附暖宫丸

艾附暖宫香附芎，白芍当归熟地同，
艾叶吴萸并肉桂，续断黄芪在其中。

千金鲤鱼汤

千金鲤鱼当归身，苓术白芍共研匀，
鲤鱼洗净去肠杂，煮汁调服水气行。

天仙藤散

天仙藤散治子气，香附陈甘乌药断，
再入木瓜苏叶姜，足浮喘闷此方试。

紫苏饮

紫苏饮用紫苏茎，大腹人参川芎拈，
陈皮白芍与甘草，当归生姜葱白煎。

蒿芩清胆汤

蒿芩清胆滑黛俱，芩陈夏草枳竹茹，
少阳热重寒经证，胸痞呕恶总能除。

鳖甲煎丸

鳖甲煎丸化症方，䗪虫鼠妇及羌螂，
蜂窠石苇硝黄射，桂朴凌霄丹芍姜，
瞿麦柴芩阿半夏，桃仁葶苈和参尝。

加减活络效灵丹

加减活络效灵丹，乳没桃仁芍牡丹，
祛瘀消症能止痛，异位妊娠效非凡。

清金化痰汤

清金化痰用芩栀，桑皮二母麦冬施，
蒌桔陈苓甘草人，肺热痰稠急服之。

消瘰丸

消瘰牡蛎贝玄参，散结消痰并滋阴，
肝肾素亏痰火盛，加减监时细酌斟。

五仁丸

五仁丸内用陈皮，桃杏松柏郁李齐，
肠燥津枯大便结，润肠通便颇相宜。

温脾汤

温脾参附与干姜，甘草当归硝大黄，
寒热并行治寒积，脐腹绞结痛非常。

桃红四物汤

归芎芍地桃红花，经多有块色紫华，
血灌瞳人暴盲目，眼科疾病效亦瘥。

小承气汤—三化汤

小承气汽朴实黄，谵狂痞硬上焦强，
益以羌活名三化，中风团实可消详。

黄土汤—赤水豆当归散

黄土汤中生地黄，芩草阿胶术附襄，
更知赤豆当归散，吐衄崩中亦可尝。

补肺阿胶汤

补肺阿胶马兜铃，鼠粘甘草杏糯停，
肺虚火盛人当服，顺气生津嗽哽宁。

天台乌药散

天台乌药茴木香，川楝槟榔高良姜，
再用青皮为细末，一钱酒下寒疝良。

茵陈入正散

茵陈入正祛邪方，瞿萹滑膝通大黄，
茵陈车前山栀草，渗利湿邪颇相当。

桂附二陈汤

桂附二陈治痰寒，脾肾虚寒水上窜，
口吐痰涎清如水，桂附二陈服必安。

清心汤

清心汤治心火亢，面赤烦渴语谵狂，
黄连麦冬骨皮草，参苓车前黄芪藏。

半夏天麻汤

半夏天麻治肝风，头痛如掣语不通，
苓术陈草姜枣入，眩晕欲仆见奇功。

加味补肝汤

加味补肝四物兼，参苓草枣木瓜联，
肝血不足肢麻木，视物模糊面不鲜。

瓜蒌薤白丸

瓜蒌薤白丸最精，加入丹参饮更行，
寇状协脉心绞痛，通阳化气川郁金。

高良姜汤

高良姜汤胃寒方，甘草顺萸高良姜，
陈皮香附筱茴入，温胃散寒是主方。

黛蛤散

黛蛤散治肺热伤，青黛蛤壳研成方，
肺热咳嗽咯衄血，痰稠色黄可冲尝。

加味寿胎丸

寿胎丸治肾虚方，胞脉不固负重伤，
寄生续断菟丝子，黄芩阿胶白术良。

银翘解毒汤

银翘解毒地丁连，犀解丹皮枯草苓，
风热客肺成肺痿，疏风解毒用初期。

寒哮汤

寒哮汤中杏麻黄，瓜蒌半夏葶射干，
兜铃冬花草枣入，肾阳亏损虚寒方。

人参胡桃汤

人参胡桃汤生姜，咳嗽喘急苦难当，
肺肾两虚不纳气，补虚定喘庶能康。

加减麦味地黄汤

麦味地黄滋肾阴，肺肾亏虚咳喘平，
熟地山药茯苓泻，山萸五味麦冬拼。

地榆散

脏毒肠风用地榆，茜草芩连栀子俱，
茯苓赤豆当归入，肠风下血服必舒。

六磨汤

六磨气滞便秘方，沉木二香花槟榔，
乌药枳实大黄入，行滞顺气用必当。

石膏知母桂枝汤

石膏知母热痹方，寒从热化关节强，
石膏知母三黄草，栀子桂枝可煎尝。

竹沥汤

竹沥汤内有麦冬，茯苓黄芩北防风，
妊娠心烦痰火旺，竹沥汤用见奇功。

香附丸

香附丸治气滞方，七情郁结胀乳房，
香附木香川楝子，桂草陈皮谷茴香。

先期汤

先期汤治月经前，归芎芍地芩黄连，
胶艾知柏香附草，月经先期去如拈。

方剂索引

大众中医入门口诀

第十二章 附汤方口诀

第十二章　附汤方口诀

下篇 中药入门口诀

董任岐 编著

本篇根据中药大辞典和其它药物学，结合本人近70年用药之体会编写而成。其中分有解表、清热、祛寒、泻下、祛湿、化痰止咳平喘、理气、理血、芳香开窍、安神、平肝熄风、助消化、驱虫、补益、收涩、涌吐、外用、毒蛇咬伤、肿瘤和其动物药类等二十章，有的章下又分有节，共选录常用药物四百八十四种，分处方用名，性味归经，功效摘要，采用七言诗歌体裁编成口诀，通俗易懂，易记能背。还附有李东垣著原《药性赋》、诸药主治、四气、五味、升降浮沉、药物六陈、十八反、十九畏、妇人妊娠禁服药、五味入五脏、五脏补泻药、引经报使药、五脏属五行等口诀，适用于初学中医者和西医学中医，以及广大中医爱好者。

第十三章 解表药

第一节 辛温解表药

发汗性强名辛温，解肌透表性浮升，
外感风寒头身痛，无汗苔白脉浮紧。
麻桂荆防羌白芷，藁本辛夷苏细辛，
不食香薷西河柳，胡荽生姜要记清。

麻黄

处方用名　炙麻黄、麻黄绒。
性味归经　辛、微苦、温。入肺、膀胱经。
　　　　　生用发汗力强、炙用发汗力缓。
用量用法　3－9克。
功效口诀　麻黄辛温入肺膀，汗散寒力最强，
　　　　　宣肺平喘气内壅，消肿利水用之良。

桂枝

处方用名　桂枝尖、嫩桂枝。
性味归经　辛、甘、温。入心、肺、膀胱经。
用法用量　3－9克。
功效口诀　桂枝甘温入肺心，发汗解有肌收汗灵，

调脉温经除寒痹，通阳化气水湿停。

紫苏

处方用名　　家苏叶，红苏梗。
性味归经　　辛、温。入肺、脾经。
用量用法　　3－9克。
功效口诀　　紫苏辛温入肺经，发汗散寒宽中行，
　　　　　　梗能醒脾安胎用，食鱼蟹毒吐泻平。

荆芥

处方用名　　荆芥穗，荆芥炭。
性味归经　　辛、温。入肺、肝经。
用量用法　　3－9克。生用发表、炒炭止血。
功效口诀　　荆芥辛温入肺肝，发汗祛风理血安，
　　　　　　热结毒蕴疹不透，崩衄吐血用炭看。

防风

处方用名　　北防风、苏防风。
性味归经　　辛、甘、微温。入膀胱、肝、脾经。
用量用法　　3－9克。
功效口诀　　防风辛甘入肝膀，去湿祛风止痛良，
　　　　　　风热壅盛目赤肿，破伤风病项背强。

羌活

处方用名　　川羌活。
性味归经　　辛、苦、温。入膀胱、肝、肾经。
用量用法　　3－9克。
功效口诀　　羌活辛苦其性温，能入膀胱肝肾经，
　　　　　　解表散寒祛风湿，肢节疼痛上半身。

白芷

处方用名　白芷、香白芷。

性味归经　辛、温。入肺、胃经。

用量用法　3－9克。

功效口诀　白芷辛温肺胃乡，阳明头痛并蛇伤，
　　　　　眉棱鼻渊兼牙痛，消肿止带乳痈康。

细辛

处方用名　北细辛。

性味归经　辛、温。入心、肺、肾经。

用量用法　2－6克。

功效口诀　细辛辛温入肾心，发表散寒头痛灵，
　　　　　风寒湿痹牙齿痛，温肺祛痰咳嗽平。

藁本

处方用名　川藁本、西芎。

性味归经　辛、温。入膀胱经。

用量用法　3－9克。

功效口诀　藁本辛温入膀胱，善达头顶散风寒，
　　　　　妇人阴痛必用药，痈疽疝瘕腰脊强。

生姜

处方用名　鲜生姜。

性味归经　辛、温。入肺、胃经。

用量用法　2－9克或3－4克。

功效口诀　生姜辛温入肺经，发汗解表止呕灵，
　　　　　胃寒腹痛鱼蟹毒，皮能消肿利水行。

香薷

处方用名　陈香薷。

性味归经　辛、微温。入肺、胃经。

用量用法　3－9克。煎汤宜冷饮、热服恐吐逆。

功效口诀　香薷味辛性微温，能入肺胃散肤蒸，
　　　　　腹痛吐泻筋卷缩，祛暑化湿是药君。

辛夷

处方用名　辛夷花、木笔花。

性味归经　辛、温。入肺经。

用量用法　3－9克。

功效口诀　辛夷辛温入肺经，疏风散寒通窍行，
　　　　　头痛鼻渊流涕腥，加入苍耳功最深。

西河柳

处方用名　西河柳、三春柳。

性味归经　辛、甘、肺、胃经。

用量用法　3－9克，外用适量。

功效口诀　西河柳辛甘而温，能入心肺和胃经，
　　　　　发表透疹之要药，疹出不畅煎水薰。

鹅不食草

处方用名　石胡荽、地胡椒。

性味归经　辛、温。入肺经。

用量用法　9－17克。

功效口诀　鹅不食草温而辛，通窍散寒入肺经，
　　　　　能治鼻炎利九窍，祛痰止咳治疟灵。

胡荽

处方用名　胡荽、芫荽。

性味归经　辛、温。入肺、胃经。

用量用法　3－9克。

功效口诀　胡荽味辛而性温，香窜透表治麻疹，

疹出不畅配升葛，产后乳少服滴淋。

第二节　辛凉解表药

发汗和缓名辛凉，外感风寒苔薄黄，
目赤咽痛脉浮数，口渴热重轻恶寒。
蔓荆蝉衣升麻葛，桑叶菊花薄荷香，
浮萍柴胡木贼草，疏风散热用牛蒡。

薄荷

处方用名　苏薄荷、薄荷叶。

性味归经　辛、凉。入肺、胃、肝经。

用量用法　3－6克，入汤不宜久煎。

功效口诀　薄荷辛凉入肺经，风热感冒头痛轻，
　　　　　目赤咽痛并麻疹，疏肝解郁小儿惊。

牛蒡子

处方用名　大力子、鼠粘子。

性味归经　辛、苦、寒。入肺、胃经。

用量用法　3－9克。

功效口诀　牛蒡辛苦性微寒，能入肺胃利咽喉，
　　　　　散热疏风而解毒，疹出不透配银翘。

蝉蜕

处方用名　虫退、蝉壳、蝉衣。

性味归经　甘、凉。入肺、肝经。

用量用法　3－9克。

功效口诀　蝉蜕味甘而性凉，破伤惊风功力强，
　　　　　咳嗽声嘶能透疹，清肝明目用此良。

桑叶

处方用名　冬桑叶，霜桑叶。

性味归经　苦、甘、寒。入肺、肝经。

用量用法　6－12克。

功效口诀　桑叶性寒味苦甘，散热疏风人肺肝，
　　　　　风热咳嗽目赤肿，眼目昏花盗汗干。

菊花

处方用名　黄菊花、白菊花、杭菊花。

性味归经　甘、苦、微寒。入肺、肝经。

用量用法　6－15克。

功效口诀　菊花甘苦性微寒，明目清肝是专长，
　　　　　头晕目眩肝阳亢，清热解毒野菊良。

蔓荆子

处方用名　蔓荆子。

性味归经　苦、辛、微寒。入膀胱、肝、胃经。

用量用法　3－9克。

功效口诀　蔓荆微寒味苦辛，目赤齿痛风热乘，
　　　　　能除头面风虚症，又治头痛及脑鸣。

葛根

处方用名　川粉葛、煨葛根。

性味归经　辛、甘、凉。入肺、胃经。

用量用法　6－15克。

功效口诀　葛根辛甘而性凉，解肌退热项背强，
　　　　　入肺胃分能解渴，透疹止泻降压良。

升麻

处方用名　绿升麻、炙升麻。

性味归经　苦、辛、微寒。入肺、脾、胃、大肠经。

用量用法　3－6克。

功效口诀　升麻辛甘性微寒，升举脾胃入肺肠，
　　　　　透疹解毒喉齿痛，宫胃下垂并脱肛。

柴胡

处方用名　北紫胡、红紫胡、竹叶紫胡。

性味归经　甘、微辛、微寒。入肝、胆经。

用量用法　3－9克。

功效口诀　紫胡微寒味苦辛，和解退热少阳经，
　　　　　疏肝解郁胸胁痛，气虚下陷即能升。

浮萍

处方用名　紫背浮萍。

性味归经　辛、寒。入肺经。

用量用法　3－9克。

功效口诀　浮萍辛寒入肺经，发汗解表散热灵，
　　　　　风热尊麻疹宜用，肾炎水肿用亦行。

木贼

处方用名　木贼草。

性味归经　甘、苦、平。入肝、肺经。

用量用法　3－9克。

功效口诀　木贼性平味苦甘，疏风散热入肺肝，
　　　　　发汗利水除目翳，肠风崩漏亦能安。

第十四章　清热药

第一节　清热泻火药

清热泻火药寒凉，里实热证高热狂，
烦热神昏热不退，脉象洪数苔糙黄，
栀子竹叶夏枯草，石膏知母鸭跖良，
芦根生津又止渴，茶叶梨汁瓜衣强。

石膏

处方用名　生石膏、煅石膏。
性味归经　辛、甘、寒。入肺、胃经。
用量用法　15－60克。
功效口诀　石膏性寒味甘辛，清热泻火入胃经，
　　　　　肺热咳嗽头齿痛，高热烦渴大汗淋。

知母

处方用名　肥知母，炒知母。
性味归经　苦、寒。入肺、胃、肾经。
用量用法　3－12克。
功效口诀　知母苦寒入肺经，下润肾燥而滋阴，
　　　　　止渴清胃治热嗽，且治烦热并骨蒸。

栀子

处方用名　生栀子、炒栀仁。

性味归经　苦、寒。入心、肝、肺、肾、三焦经。

用量用法　3－9克。

功效口诀　栀子苦寒入肾心，能泻三焦火下行，
　　　　　吐衄血淋疮痈肿，清热利湿黄疸清。

芦根

处方用名　鲜芦根。

性味归经　甘、寒。入肺、胃经。

用量用法　15－30克。

功效口诀　芦根甘寒入胃经，利尿清热又生津，
　　　　　肺热咳嗽吐脓血，温病呕哕痘疹平。

淡竹叶

处方用名　竹叶、淡竹叶。

性味归经　甘、淡、寒。入心、胃、膀胱经。

用量用法　9－15克。

功效口诀　竹叶甘淡而性寒，退热除烦入心膀，
　　　　　口舌生疮牙肿痛，通淋利尿用之良。

夏枯草

处方用名　夏枯球。

性味归经　苦、辛、寒。入肝、胆经。

用量用法　9－30克。

功效口诀　夏枯苦寒入胆肝，散结清热瘰疬安，
　　　　　目赤翳障瘘瘤肿，血压上升用亦欢。

鸭跖草

处方用名　竹叶菜、月亮草。

性味归经　甘、淡、寒。入胃、膀胱经。

用量用法　10－30克。

功效口诀　鸭跖草寒味淡甘，解毒清热入膀胱，
　　　　　利尿消肿咽喉痛，小儿暑热服之康。

茶叶

处方用名　细茶叶

性味归经　甘、苦、微寒。入心、肺、胃经。

用量用法　3－6克。

功效口诀　茶叶苦甘性微寒，清热解渴治瘘疮，
　　　　　消食醒酒获得眠睡，小便不利亦相当。

梨汁

处方用名　鲜梨汁

性味归经　甘、酸、寒。入肺、大肠经。

用量用法　10－20克。

功效口诀　梨味甘酸而性寒，消痰降火又润肠，
　　　　　肺热咳嗽吐脓血，中风不语捣汁尝。

西瓜翠衣

处方用名　西瓜皮。

性味归经　甘、凉。入心、胃经。

用量用法　无定量。

功效口诀　西瓜罩衣味甘凉，消暑清热下气强，
　　　　　天生白虎汤解渴，小便不利功效彰。

第二节　清热凉血药

清热凉血邪在营，口渴心烦躁不宁，
舌绛脉细斑疹毒，热盛吐衄血妄行。
犀角丹赤能凉血，生地玄参最滋阴，

紫草青蒿白微配，地骨银胡虚热平。

生地

处方用名　生地黄、鲜地黄、干地黄。

性味归经　甘、苦、寒。入心、肝、肾经。

用量用法　9－20克。

功效口诀　生地苦寒入肾心，主治吐衄及漏崩，
　　　　　口渴心烦盗汗出，清热凉血且滋阴。

玄参

处方用名　黑玄参、元参。

性味归经　甘、苦、咸、寒。入肺、胃、肾经。

用量用法　9－20克。

功效口诀　玄参苦寒入肾经，滋阴降火清喉咽，
　　　　　软坚散结瘰疬痛，泻火解毒斑疹轻。

牡丹皮

处方用名　粉丹皮、丹皮。

性味归经　辛、苦、微寒。入心、肝、肾经。

用量用法　6－12克。

功效口诀　丹皮微寒味苦辛，凉血清热入肾心，
　　　　　劳热吐衄消斑疹，活血行瘀调月经。

赤芍

处方用名　赤芍药、京赤芍。

性味归经　辛、苦、微寒。入肝经。

用量用法　6－9克。

功效口诀　赤芍辛苦性微寒，活血祛瘀能入肝，
　　　　　目赤疮肿经闭痛，吐衄跌打瘀滞安。

犀角

处方用名　犀角粉、乌犀尖。

性味归经　苦、咸、寒。入心、肝、胃经。

用量用法　5-6克。

功效口诀　犀角咸寒入肝心，解毒凉血又定惊，
　　　　　高热神昏烦谵语，迫血妄行吐衄灵。

紫草

处方用名　紫草根。

性味归经　甘、咸、寒。入心、肝经。

用量用法　3-9克。

功效口诀　紫草甘咸而性寒，凉血解毒入心肝，
　　　　　毒盛斑疹出不透，外治皮炎并烧伤。

地骨皮

处方用名　骨皮。

性味归经　甘、寒。入肺、肾经。

用量用法　6-12克。

功效口诀　骨皮甘淡其性寒，退热凉血清肺良、
　　　　　能治肝肾阴虚症，骨蒸劳热咳血尝。

白薇

处方用名　嫩白薇、香白薇。

性味归经　苦、咸、寒。入肝、肾经。

用量用法　3-9克。

功效口诀　白薇苦咸性又寒，清热凉血入肾肝，
　　　　　温病阴虚热不退，妇女产褥热淋安。

青蒿

处方用名　嫩青蒿、香青蒿。

性味归经　苦、寒。入肝、胆经。

用量用法　3－9克。

功效口诀　青蒿苦寒肝胆经，凉血清热除骨蒸，
　　　　　夜热早凉温热病，截疟利便黄疸清。

银柴胡

处方用名　银胡。

性味归经　甘、微寒。入肝、肾经。

用量用法　3－9克。

功效口诀　银柴胡甘性微寒，入肝肾兮又消疳，
　　　　　骨蒸劳热盗汗出，小儿疳积烦躁安。

第三节　清热燥湿药

清热燥湿药苦寒，高热神昏小便黄，
湿热内蕴邪化热，痢疾腹泻黄疸疮。
芩连黄柏能燥湿，秦皮苦参胡连黄，
胆草苦寒泻肝火，十大功劳潮热尝。

黄连

处方用名　川黄连、鸡爪连、黄连炭。

性味归经　苦、寒。入心、胃、肝、胆、大肠经。

用量用法　1.5－9克。

功效口诀　黄连苦寒入胆心，高热谵语及神昏，
　　　　　清热燥湿治痞满，便血泻痢木香拚。

黄芩

处方用名　条芩、子芩、枯芩、酒条芩、黄芩炭。

性味归经　苦、寒。入肺、胆、大小肠经。

用量用法　3－9克。

功效口诀　黄芩苦寒泻肺火，五淋诸热且解渴，
　　　　　入同白术即安胎，下痢腹痛兼芍药。

黄柏

处方用名　盐黄柏、酒黄柏、黄柏炭。
性味归经　苦、寒。入肾、膀胱、大肠经。
用量用法　3－12克。
功效口诀　黄柏苦寒泻相火，除湿清热骨蒸可，
　　　　　诸疮痛痒用必安，水泻热痢服之妥。

胆草

处方用名　龙胆草。
性味归经　苦、寒。入肝、胆、膀胱经。
用量用法　3－9克。
功效口诀　胆草苦寒沉下行，入肝胆膀泻火薰，
　　　　　目赤口苦胸胁痛，黄疸阴痒及热淋。

苦参

处方用名　苦参片。
性味归经　苦、寒。入心、肝、大小肠经。
用量用法　3－12克。
功效口诀　苦参苦寒入肝肠，去湿退痘止痢良，
　　　　　杀虫止痒皮肤疹，阴道滴虫配蛇床。

秦皮

处方用名　苦秦皮、北秦皮。
性味归经　苦、涩、寒。入大肠、肝胆经。
用量用法　3－9克。
功效口诀　秦皮苦涩其性寒，能入肝胆及大肠，
　　　　　燥湿清热治痢疾，清肝明目风湿良。

胡黄连

处方用名　胡连。
性味归经　苦、寒。入肝、胃、大肠经。
用量用法　3－9克。
功效口诀　胡连苦寒入胃肠，燥湿清热痢痔疮，
　　　　　阴虚潮热骨皮助，小儿疳积服之康。

十大功劳

处方用名　土黄柏。
性味归经　苦、寒。入肺经。
用量用法　15－30克。
功效口诀　十大功劳性苦寒，清热燥湿治毒疮，
　　　　　目赤痢疾兼黄疸，虚劳潮热咳血尝。

第四节　清热解毒药

清热解毒药味多，治疗概括难蹉跎，
黄虎缸头黛马尾，绿水青山草地坡。
银牙白齿连根拔，乌铁木鱼心里和，
薜芦耳笼公鸦胆，冬天积酱寸土磨。

金银花

处方用名　二花、银花、忍冬花。
性味归经　甘、寒。入肺、胃、心经。
用量用法　9－30克。
功效口诀　银花甘寒入胃心，清热解毒治痈疽，
　　　　　温病发热并血痢，藤除热痹通络经。

紫花地丁

处方用名　地丁。

性味归经　苦、辛、寒。入心、肝经。

用量用法　9－30克。

功效口诀　紫花地丁辛苦寒，散结消肿入心肝，
　　　　　痈肿疔毒热壅滞，毒蛇咬伤敷即安。

连翘

处方用名　连翘心、连翘壳。

性味归经　苦、辛、微寒。入心、胆经。

用量用法　9－15克。

功效口诀　连翘苦寒入心包，能治诸疮似火烤，
　　　　　散结泻火兼解毒，消肿排脓用此高。

蒲公英

处方用名　公英、黄花地丁。

性味归经　苦、甘、寒。入肝、胃经。

用量用法　9－30克。

功效口诀　公英甘寒入胃经，散结解毒消肿灵，
　　　　　专治乳痈之要药，清热利尿又通淋。

大青叶

处方用名　大青。

性味归经　苦、寒。入心、胃经。

用量用法　9－15克。

功效口诀　大青苦寒入胃心，凉血解毒消斑疹，
　　　　　气血两燔瘟疫症，口疮咽痛用此平。

板兰根

处方用名　兰根。

性味归经　苦、寒。入肝经。

用量用法　15－20克。

功效口诀　板兰根性同大青，两药用途类似形，

感冒流脑并腮腺，传染肝炎脑乙型。

青黛

处方用名　青黛。

性味归经　咸、苦、寒。入肝经。

功效口诀　青黛咸苦而性寒，色青散火能泻肝，
　　　　　热毒发斑及吐衄，研末涂搽儿口疳。

鱼腥草

处方用名　蕺菜。臭荷

性味归经　辛、微寒。入肺经。

用量用法　15 – 30 克。

功效口诀　鱼腥草寒而味辛，解毒消痈入肺经，
　　　　　肺热咳嗽吐脓血，湿热泻痢并热淋。

马槟榔

处方用名　紫槟榔。

性味归经　苦、甘、寒。入肾经。

用量用法　3 – 9 克。

功效口诀　马牙槟榔治毒疮，难产临盆吞下康，
　　　　　常服子宫能变冷，永不受孕绝育方。

红藤

处方用名　红藤、大血藤、大活血。

性味归经　苦、平。入胃、大肠经。

用量用法　9 – 15 克。

功效口诀　红藤苦平入胃经，散结消肿乳痈平，
　　　　　为治肠痈之要药，能使跌打瘀滞行。

败酱草

处方用名　败酱草。

性味归经　辛、苦、微寒。入大肠、肝、胃经。

用量用法　9－30克。

功效口诀　败酱草辛苦微寒，祛瘀排脓入胃肠，
　　　　　急慢肝炎并阑尾，产后腹痛服亦良。

白头翁

处方用名　白头翁。

性味归经　苦、寒。入胃、大肠经。

用量用法　6－12克。

功效口诀　白头翁苦性而寒，凉血解毒胃大肠，
　　　　　阴道滴虫及蛇洗，阿米巴痢配二黄。

马齿苋

处方用名　马齿苋

性味归经　酸、寒。入心、大肠经。

用量用法　30－60克。

功效口诀　马齿苋酸性微寒，清热止痢入心肠，
　　　　　百日咳嗽肺结核，产后出血痔瘘疮。

鸦胆子

处方用名　鸦胆子。

性味归经　苦、寒。入大肠经。

用量用法　成人每次10－15粒。

功效口诀　鸦胆子寒入大肠，阿米巴痢间疟良，
　　　　　外用捣烂敷鸡眼，内服十五胶囊装。

射干

处方用名　嫩射干。

性味归经　苦、寒。入肺、肝经。

用量用法　3－9克。

功效口诀　射干苦寒入肺肝，降逆消痰利咽喉，

喉痹咽痛为要药，喘咳痰多肺热安。

山豆根

处方用名　山豆根。

性味归经　苦、寒。入心、肺经。

用量用法　3－9克。

功效口诀　山豆根寒入肺心，清热解毒利喉咽，
　　　　　牙龈肿痛咽喉闭，早期肺喉癌用轻。

马勃

处方用名　苏马勃。

性味归经　辛、寒。入肺经。

用量用法　3－6克用布包煎。

功效口诀　马勃辛寒入肺经，体质轻兮热毒清，
　　　　　肺经郁热咽喉痛，外伤出血扑之轻。

白藓皮

处方用名　白藓皮。

性味归经　苦、寒。入脾、胃经。

用量用法　6－9克。

功效口诀　藓皮苦寒入胃脾，疮疡疥癣风湿侪，
　　　　　下肢无力筋弱痛，阴道瘙痒洗莫离。

土茯苓

处方用名　冷饭团、仙遗粮。又名草禹粮。

性味归经　甘、淡、平。入肝、胃经。

用量用法　9－20克。

功效口诀　土苓甘平肝胃经，解毒除湿补脾行，
　　　　　能利关节止泄泻，主治杨梅疮毒灵。

天葵子

处方用名　天除子、千年老鼠屎。

性味归经　甘、寒。入脾、小肠、膀胱经。

用量用法　3－15克。

功效口诀　天葵子寒而味甘，消肿散蛄瘰疬攒，

　　　　　清热解毒淋巴肿，诸种疮疡乳癌肝。

穿心莲

处方用名　一见喜、榄核莲。

性味归经　苦、寒。入肺、胃、大肠经。

用量用法　9－15克。

功效口诀　穿心莲苦入肺肠，肺热咳嗽咽肿尝，

　　　　　肠炎菌痢并痈疖，清热解毒蛇咬伤。

千里光

处方用名　九里明。

性味归经　苦、寒。入肝、大肠经。

用量用法　30－60克。

功效口诀　千里光苦而性寒，痈疽丹毒及疮疡，

　　　　　阑尾肠炎并痢疾，凉血清肝明目良。

水蓼

处方用名　辣蓼草。

性味归经　苦、辛、平。入大小肠经。

用量用法　15－30克。

功效口诀　辣蓼辛苦其性平，腹泻痢疾均能行，

　　　　　饮食积滞胸腕闷，消肿利湿脚气灵。

乌蔹莓

处方用名　五爪龙、五叶藤。

性味归经　酸、苦、寒。入心、肝、胃经。

用量用法　15－30克。

功效口诀　乌蔹莓寒味苦酸，散瘀消肿跌打伤，
　　　　　急性化脓未溃破，蛇虫咬坏是良方。

铁苋菜

处方用名　血见愁、海蚌含珠。

性味归经　微苦、凉。入心、肺、大小肠经。

用量用法　30－60克。

功效口诀　铁苋菜苦凉清热，吐衄刀伤及便血，
　　　　　菌痢肠炎阿米巴，子宫出血均用得。

虎杖

处方用名　活血丹、大活血、花斑竹。

性味归经　苦、凉。入肝、胆经。

用量用法　9－15克。

功效口诀　虎杖苦凉解毒强，早期感染烫烧伤，
　　　　　清利湿热退黄疸，血瘀经闭跌打良。

凤尾草

处方用名　五指草、井边口草。

性味归经　苦、凉。入肾、胃经。

用量用法　15－30克。

功效口诀　凤尾草苦性又寒，清热利湿止痢强，
　　　　　湿热下注淋浊带，咽痛尿血及痔疮。

冬青

处方用名　四季青。

性味归经　苦、寒。入肝、肾经。

用量用法　15－30克。

功效口诀　冬青味苦其性寒，凉血解毒汤火伤，

鲜品捣烂油调用，收敛生肌肢溃疡。

虎耳草

处方用名 滴耳草。
性味归经 苦、辛、寒。有小毒。入肺经。
用量用法 15－30克。
功效口诀 虎耳草辛苦而寒。排脓解毒肺痈疮，
　　　　 耳中流脓并湿疹，捣汁滴耳功效强。

葎草

处方用名 拉拉藤。
性味归经 甘、苦、寒。入肺、肾经。
用量用法 15－30克。
功效口诀 葎草性寒味苦甘，肺痨咳嗽盗汗干，
　　　　 湿热泻痢小便涩，疮疡结核蛇咬伤。

绿豆

处方用名 绿豆。
性味归经 甘、寒。入胃、大肠经。
用量用法 15－30克。
功效口诀 绿豆甘寒入胃肠，能解诸药毒专长，
　　　　 烦躁闷乱渴而呕，痘疮溃烂粉亦良。

锦灯笼

处方用名 锦灯笼。酸浆草、灯笼草、天泡草。
性味归经 苦、寒。入肺经。
用量用法 19－15克。
功效口诀 锦灯笼苦性而寒，肺热咳嗽肿咽喉，
　　　　 急性扁桃体疼痛，局部无红肿勿投。

木槿根皮

处方用名　白木槿、川槿皮。

性味归经　甘、平。入大小肠经。

用量用法　6－9克。

功效口诀　木槿根皮甘而平，肠风下血小便淋，
　　　　　能治失眠搽疥癣，花治赤白带痢行。

枳椇子

处方用名　枳椇子。

性味归经　甘、平。入心、脾经。

用量用法　6－9克。

功效口诀　枳椇子甘而性平，解渴清热利尿行，
　　　　　专为解酒之要药，少腹拘急呕吐频。

人中黄

处方用名　甘中黄。

性味归经　苦、甘、寒。入心、胃经。

用量用法　3－9克。

功效口诀　人中黄寒味苦甘，天行热疾瘟疫欢，
　　　　　能解恶疮并蕈菌，痘疮黑陷起平端。

人中白

处方用名　人尿白、千年冰。

性味归经　咸、平。入肺、肝、膀胱经。

用量用法　6－9克外用无定量。

功效口诀　人中白咸而性平，痘疮不起毒攻咽，
　　　　　胃火炽盛常吐衄，牙疳齿痛建功勋。

第五节 清热明目药

明目之药多入肝，目生翳膜始其端，
肝阳上亢头眩晕，视物羞明不能看。
草决蒙花清肝热，谷精耕疏风大可观，
青箱子偏泻肝火，明砂消积夜盲欢。

草决明

处方用名　决明子。
性味归经　甘、苦、咸、寒。入肝、胆经。
用量用法　9－15克。
功效口诀　草决明苦入胆经，能去风热益肾精，
　　　　　肝胆郁热目赤肿，用此何慈目不明。

密蒙花

处方用名　蒙花。
性味归经　甘、平、微寒。入肚经。
用量用法　3－9克。
功效口诀　蒙花微寒味甘平，明目退翳入肝经，
　　　　　血虚肝热目昏暗，消肿去障石决明。

青葙子

处方用名　青葙子、鸡冠苋。
性味归经　苦、微寒。入肝经。
用量用法　3－9克。
功效口诀　青葙子苦性微寒，专治肝经实火强，
　　　　　瞳孔散大宜慎用，视物昏花菊决尝。

谷精草

处方用名　谷精珠。

性味归经　辛、微寒。入肝、胃经。

用量用法　3 – 9 克。

功效口诀　谷精辛寒入肝经，明目退翳胜菊英，
　　　　　亦治喉痹并齿痛，阳明风热力能胜。

夜明砂

处方用名　夜明砂。

性味归经　辛、寒。入肝经。

用量用法　3 – 9 克。

功效口诀　夜明砂寒而味辛，溥肝明目夜盲晴，
　　　　　散血行瘀跌扑损，小儿疳积服之轻。

第十五章　祛寒药

祛寒之药温里寒，辛温大热性最刚，
中阳不振脾胃冷，腹痛吐泻尿清长。
四肢厥冷利清谷，汗出脉微症亡阳，
桂附干姜吴澄毕，丁茴胡花椒良姜。

附子

处方用名　制附片、熟附片、淡附片、黑附片、生附片。
功效口诀　附子辛热能回阳，强心温脾补肾阳，
　　　　　阴寒内盛汗不止，宫寒精冷急煎尝。

肉桂

处方用名　企边桂、上肉桂、桂心。
性味归经　辛、甘、热。入肝、肾、脾经。
用量用法　1.5－9克入煎剂不宜久煮。
功效口诀　肉桂辛热补肾阳，脾虚腹泻阳萎强，
　　　　　引火归源咽齿痛，肝郁经闭不可忘。

干姜

处方用名　淡干姜、均姜、炮姜炭。
性味归经　辛、热。入心、肺、脾、胃、肾经。
用量用法　3－12克。

功效口诀　干姜辛热温脾强，腹痛吐泻暖胃寒，
　　　　　燥湿化痰能温肺，温经止血炒炭尝。

吴茱萸

处方用名　炒吴萸、淡吴萸。
性味归经　辛、苦、热。有小毒。入肝、肾、脾、胃经。
用量用法　1－9克。
功效口诀　吴萸辛热肝胃经，吐逆吞酸阴疝灵，
　　　　　脾胃虚寒五更泻，胸胁脘痛头痛平。

花椒

处方用名　川椒、蜀椒、椒目。
性味归经　辛、热。有小毒，入脾、肺、胃、肾经。
用量用法　16－6克。
功效口诀　花椒辛热脾肾经，胸腹冷痛吐泻停，
　　　　　风寒湿痹蛔虫症，椒目利水使气行。

高良姜

处方用名　良姜。
性味归经　辛、热。入脾、胃经。
用量用法　3－9克。
功效口诀　良姜辛热暖胃脾，散寒化食醒酒贵，
　　　　　吐呕噎膈宜服之，胃口冷痛不能废。

丁香

处方用名　公丁香、母丁香。
性味归经　辛、苦、温。入脾、胃、肾经。
用量用法　1.5－6克。
功效口诀　丁香辛温温胃寒，疗肾壮阳湿带强，
　　　　　能治胃冷并腹泻，呕吐呃逆用之良。

小茴香

处方用名　谷茴香、炒茴香。
性味归经　辛、温。入肝、肾、脾、胃经。
3－9克。
功效口诀　茴香辛温入膀胱，温暖丹田命门强，
　　　　　开胃下食调中呕，小肠冷气疝气藏。

胡椒

处方用名　黑胡椒、白胡椒。
性味归经　辛、热。入胃、大肠经。
用量用法　1.5－3克。
功效口诀　胡椒辛热暖胃肠，快膈下气消痰良，
　　　　　冷痢阴毒并腹痛，胃寒吐水可煎尝。

毕拨

处方用名　毕拨。性味归经　辛、热。入胃、大肠经。
用量用法　1.5－6克。
功效口诀　毕拨辛热入肠经，温中散寒功效深，
　　　　　胃寒腹痛并呕吐，牙痛涂搽局部轻。

毕澄茄

处方用名　山鸡椒、山苍子。
性味归经　辛、温。入脾、胃、肾、膀胱经。
用量用法　1.6－6克。
功效口诀　澄茄辛温入脾经，理气止痛祛寒凝，
　　　　　腿寒疼痛呕吐逆，肾冷寒疝服亦行。

第十六章　泻下药

泻下用药要小心，荡涤肠胃力千钧，
黑实燥屎便不下，全身肿胀水饮停。
攻下硝黄巴泻，润下郁李火麻仁，
峻下戟花商遂丑，鸡屎蝼蛄鸟根皮。

第一节　攻下药

大黄

处方用名　川军、锦纹、酒大黄、熟大黄、熟军、大黄炭。

性味用名　苦、寒。入脾、胃、大肠、心包、肝经。

用量用法　3 – 12 克后下或泡服。

功效口诀　大黄苦寒入胃肠，破瘀荡积发热狂。
　　　　　　下痢腹痛并里急，一切实热总相当。

芒硝

处方用名　朴硝、风化硝、玄明粉。

性味归经　苦、咸、寒。入胃、大肠经。

用量用法　9 – 15 克用药汁冲服或泡服。

功效口诀　芒硝咸寒除实热，荡洗三焦肠胃贼，五淋黄疸及停痰，下瘀堕胎都用得。

番泻叶

处方用名　泻叶茶。

性味归经　苦、甘、寒。入大肠经。

用量用法　3－6克用开水泡服。

功效口诀　泻叶甘寒入大肠，泻热通便润燥肠，
　　　　　体虚便秘习惯性，不宜久煎作泡尝。

巴豆

处方用名　巴豆霜。

性味归经　辛、热。有大毒。入胃、大肠经。

用量用法　有大毒多作丸散用。

功效口诀　巴豆辛热入胃经，生猛熟缓能消症，
　　　　　急治寒凝肠道阻，缓治磨积逐水行。

第二节　润下药

火麻仁

处方用名　麻仁、大麻仁、麻子仁。

性味归经　甘、平。入脾、胃、大肠经。

用量用法　9－30克。

功效口诀　麻仁磷甘其性平，润汤通便又生津，
　　　　　疏风润燥能通乳，胃热汗多亦可平。

郁李仁

处方用名　李仁。

性味归经　辛、苦、平。入大小肠、脾经。

用量用法　3－12克。

功效口诀　郁李仁辛苦甘平，能入大小肠与脾，

润肠通便治燥结，利尿消肿配苡仁。

第三节　峻下逐水药

甘遂

处方用名　煨甘遂、醋炒甘遂。
性味归经　苦、寒。有毒。入肺、脾、肾经。
用量用法　1.5－3克多入丸散剂。
功效口诀　甘遂有毒性苦寒，逐水消肿是专长，
　　　　　能泻肾经隧道水，腹胀肿满及阴囊。

大戟

处方用名　京大戟、红芽大戟。
性味归经　苦、寒。有毒。入肺、脾、肾经。
用量用法　1.5－3克多入丸散用。
功效口诀　大戟苦寒而有毒，脏腑水湿必需求，
　　　　　行水消肿利二便，痰延积聚用不犹。

芫花

处方用名　陈芫花、醋炒芫花。
性味归经　辛、温。入脾、肺、肾经。
用量用法　9.5－3克入丸散。
功效口诀　芫花有毒味辛温，泻水逐饮入肺脾，
　　　　　善泻上身胸胁水，杀虫疗癣又驱蛔。

牵牛子

处方用名　二丑、黑白丑。
性味归经　苦、寒。入肺、肾、大肠经。
用量用法　3－6克。
功效口诀　牵牛苦寒入肺肾，能泻气分湿热侵，

杀虫堕胎三焦滞，大小便秘水肿行。

商陆

处方用名　商陆。

性味归经　苦、寒。有毒。入肺、脾、肾经。

用量用法　3－9 克。

功效口诀　商陆有毒寒苦辛，泻下利尿脾肾经，
　　　　　理气消肿通胸腹，疗水功能效更深。

乌桕根皮

处方用名　乌桕。

性味归经　苦、微温。入肺、脾、肾、大肠经。

用量用法　9－12 克。

功效口诀　乌桕根皮苦微温、能入脾肾大肠经，
　　　　　利水消肿通二便，水肿胀满服此平。

鸡屎白

处方用名　鸡屎白。

性味归经　苦、甘、咸。微寒。入膀胱经。

用量用法　无定量。

功效口诀　鸡屎白寒咸甘苦，行水消积治胀臌，
　　　　　外敷瘰疬并秃疮，小儿惊啼及客忤。

蝼蛄

处方用名　土狗。

性味归经　咸、寒。入小肠、膀胱经。

用量用法　6－9 克。

功效口诀　蝼蛄咸寒入跨肠，利便消肿除恶疮，
　　　　　膀髋结石和噎哽，外涂拔刺难产康。

第十七章　祛湿药

第一节　利尿渗湿药

利水渗湿药性平，黄疸淋浊腹水停，
尿路感染与结石，小便通利得安宁。
冬泻三钱车滑赤，二通玉苡茯猪苓，
扁蓄肤瞿芦贝齿，石草灯葵已金陈。

茯苓

处方用名　白茯苓、云茯苓、云苓。
性味归经　甘、平。入心、脾、肺、胃、肾经。
用量用法　9－15克。
功效口诀　茯苓甘平入肺脏，渗湿泻热通膀胱，
　　　　　健脾补心治惊悸，痰饮水肿淋浊当。

猪苓

处方用名　结猪苓。
性味归经　甘、平。入肾、膀胱经。
用量用法　6－12克。
功效口诀　猪苓甘平入肾膀，利尿渗湿擅其长，
　　　　　下焦湿热便不利，淋浊泄泻服必良。

泽泻

处方用名　建泽泻。
性味归经　甘、咸、寒。入肾、膀胱经。
用量用法　6－12 克。
功效口诀　泽泻甘咸而性寒，利水渗湿入跨耽，
　　　　　泻去肾经之邪火，阴虚腰痛头眩康。

车前子

处方用名　车前仁、炒车前。
性味归经　甘、寒。入肝、肾、肺、小肠经。
用量用法　6－12 克。
功效口诀　车前甘寒而通淋，凉血泻热利水清，
　　　　　暑热泄泻皆有效，强阴益精令目明。

滑石

处方用名　飞滑石、滑石粉。
性味归经　甘、寒。入胃、膀胱经。
用量用法　15－30 克。
功效口诀　滑石甘寒滑内窍，下走膀胱水道要，
　　　　　中暑积热并痘黄，石淋水泻热痢妙。

木通

处方用名　细木通、苦木通。
性味归经　苦、寒。入心、小肠经。
用量用法　3－9 克。
功效口诀　木通苦寒体虚轻，清热能入肠与心，
　　　　　淋沥不通泻火效，堕胎下乳化液津。

通草

处方用名　方通草、通脱木。

大众中医入门口诀

性味归经　甘、淡、寒。入肺、胃经。

用量用法　3－6克。

功效口诀　通草甘寒其体轻，味淡能入肺胃经，
　　　　　清热泻肺下乳汁，五淋水肿又催生。

金钱草

处方用名　四川大金钱草。

性味归经　甘、成、微寒。入肝、胆、肾、膀胱经。

用量用法　15－30克。

功效口诀　金钱成寒入膀胱，利水通淋效果彰，
　　　　　肝胆泌尿系结石，疮痈黄疸蛇咬伤。

灯芯草

处方用名　灯草。

性味归经　甘、淡、微寒。入心、肺、小肠经。

用量用法　1.5－4克。

功效口诀　灯草甘寒律轻扬，能清沛热利小肠，
　　　　　芯能入心降心火，利水清热明目良。

玉米须

处方用名　玉米须。

性味归经　甘、淡、平。入肝、胆、肾经。

用量用法　15－30克。

功效口诀　玉米须甘淡性平，利胆退黄通石淋，
　　　　　急性肾炎胆石症，单用煎汤降压行。

薏苡仁

处方用名　苡仁米、炒苡仁。

性味归经　甘、淡、微寒。入脾、胃、肺经。

用量用法　15－30克。

功效口诀　苡仁甘淡性微寒，健脾利湿腹泻良，

清热排脓肠痈，肺干湿脚气筋挛强。

冬瓜仁

处方用名　冬瓜子。

性味归经　甘、寒。入肺、胃、大小肠经。

用量用法　6-13克。

功效口诀　冬瓜仁甘而性寒，清热利湿入胃肠，
　　　　　下焦湿热白带浊，利水消肿治痈肠。

赤小豆

处方用名　赤小豆。

性味归经　甘、酸、平。入心、小肠经。

用量用法　9-30克。

功效口诀　赤小豆平味甘酸，消肿利水入心肠，
　　　　　清热解毒消痢肿，煎洗小儿黄烂疮。

处方用名　西茵陈、绵茵练。

性味归经　苦、微寒。入脾、胃、肝、胆经。

用量用法　9-15克大剂量可达30-60克。

功效口诀　茵陈蒿苦性微寒，清利湿热退疸强，
　　　　　蔬湿清热入脾胃，肝胆郁热及诸黄。

防己

处方用名　汉防己、木防己、广防己。

性味归经　苦、辛，寒。入膀胱经。

用量用法　6-9克。

功效口诀　防己苦寒膀胱经，能泻血分湿热侵，
　　　　　风温热痛关节肿，脚气水绅用亦灵。

草薢

处方用名　川草薢、粉革薢。

性味归经　苦、甘、平。入肝、胃经。

用量用法　9–15克。

功效口诀　草薢苦平入胃肝，分清剃湿淋浊欢，
　　　　　祛风除痹舒筋络，关书不稍腰膝酸。

瞿麦

处方用名　瞿麦穗。

性味归经　苦、寒、入心、小肠经。

用量用法　6–9克。

功效口诀　瞿麦苦寒入肠心，破血堕胎通月经，
　　　　　能清血分之湿粪，淋沥涩痛及五淋。

扁蓄

处方用名　匾蓄。

性味归经　苦、平。入膀耽经。

用量用法　6–12克。

功效口诀　篇蓄苦平膀胱，通淋利尿除湿疮，
　　　　　皮炎湿疹并阴，蛔虫菌痢效果彰。

石苇

处方用名　石苇。

性味归经　甘、苦、微寒。入肺、膀胱经。

用量用法　6–9克。

功效口诀　石苇味甘苦徵寒，清热止血肺膀耽，
　　　　　血淋癃闭皆有效，急性肾炎用亦藏。

冬葵子

处方用名　冬葵子。

性味归经　甘、寒。入大肠、小肠经。

用量用法　6–12克。

功效口诀　冬葵子甘其性寒，通淋利窍入二肠，
　　　　　淋沥涩痛兼水肿，下乳滑胎润大肠。

海金砂

处方用名　海金砂。
性味归经　甘、寒。入膀胱、小肠经。
用量用法　6－12 克布包入道。
功效口诀　海金砂甘性而寒，清热通淋膀小肠，
　　　　　藤治尿路并结石，肾炎水肿及痘黄。

地肤子

处方用名　地肤子。
性味归经　甘、苦、寒。入膀胱经。
用量用法　6－15 克。
功效口诀　地肤子寒味苦甘，清热利湿入膀耽，
　　　　　益精强阴阳萎起，皮肤瘙痒洗煎汤。

三白草

处方用名　三白草、水木通、百节藕。
性味归经　甘、辛、寒。入肺、膀胱经。
用量用法　9－30 克。
功效口诀　三白草寒味甘辛，清热利水脚气灵，
　　　　　咳嗽痰多湿带下，解毒消肿疔疮疔。

抽葫芦

处方用名　抽葫芦。
功效口诀　抽葫芦甘而性平，功能利尿消肿行，
　　　　　全身浮肿胸腹胀，单用研束开水咽。

贝齿

处方用名　贝齿、贝子。
性味归经　威、平。入肝经。
用量用法　6－9 克。

功效口诀　贝齿味成性又平，散结消蛊利水停，
　　　　　　烧灰研末点目翳，鼻渊脓血下疳阴。

第二节　芳香化湿药

化湿药物气味香，脾胃运化不正常，
腕腹痞胀体倦怠，口腻泛甜吐吞酸。
芳香化湿羞香佩，两痿躄苍术霜，
草蔻胃寒果截疟。胸闷不食老蔻藏。

藿香

处方用名　广藿香。
味味归经　辛、微温。入肺、脾、胃经。
用量用法　6－9克。
功效口诀　藿香辛温入肺经，开胃健脾吐泻平，
　　　　　　总疗痞满胸腹痛，升清降浊此为真。

佩兰

处方用名　佩兰。
性味归经　辛、平。入脾经。
用量用法　3－9克。
功效口诀　佩兰辛平入脾经，辟秽化湿呕恶心，
　　　　　　湿阻脾胃胸皖闷，食欲不振泄泻轻。

苍术

处方用名　茅术、霜苍术。
性味归经　苦、辛、温。入脾、胃经。
用量用法　6－9克。
功效口诀　苍术苦温而辛烈，燥胃健脾发汗彻，
　　　　　　祛邪辟秽湿能除，避瘴治痿夜盲黑。

白豆蔻

处方用名　白蔻仁、老蔻。
性味归经　辛、温入脾、胃、肺经。
用量用法　3－6克。
功效口诀　白蔻辛温暖脾羟，吐逆反胃腹胀膨，
　　　　　消食祛积能燥湿，又治翳膜并缸筋。

草豆蔻

处方用名　草豆蔻。
性味归经　辛、温。入脾、胃经。
用量用法　3－6克。
功效口诀　草蔻辛温入脾胃，燥湿祛寒力俱备，
　　　　　且疗噎膈并吐酸，解鱼肉毒截疟疾。

草果

处方用名　炒草果。
性味归经　辛、温。入脾、胃经。
用量用法　3－6克炒焦去充取仁。
功效口诀　草果味辛而性温，散寒燥湿入胃经，
　　　　　消食化积能截疟，寒湿困脾腹痛平。

第三节　祛风湿药

祛风除湿药力佳，三邪阻络筋不华，
乞血运行难通畅，肌肉关节酸胀麻。
独角秦年寻虎骨，三藤四草松木瓜，
寄生仙耳桑瓜络，二蛇桐竹地五加。

独活

处方用名　大活、牛尾独活。

性味归经 　辛、苦、温。入肾、膀胱经。

用量用法 　6－9克。

功效口诀 　独活辛苦性又温，祛风活络肾膀经，
　　　　　　风寒湿痹头齿痛，腰膝酸痛能屈伸。

秦艽

处方用名 　西秦艽、嫩秦艽。

性味归经 　辛、苦、平。入肝、胆、肾经。

用量用法 　6－9克。

功效口诀 　秦艽苦平祛风湿，能入肝肾治四肢，
　　　　　　风湿痹痛身拘挛，虚劳骨蒸宜所施。

威灵仙

处方用名 　灵仙。

性味归经 　辛、温。入膀胱经。

用量用法 　6－12克。

功效口诀 　灵仙辛温入膀胱，祛风通络功力强，
　　　　　　游走风湿周身痛，鱼骨哽喉醋煎尝。

桑寄生

处方用名 　寄生。

性味归经 　甘、微苦、平。入肝、肾经。

用量用法 　9－30克。

功效口诀 　寄生甘苦而性平，能祛风湿入肝肾，
　　　　　　筋骨痿弱腰膝痛，养血安胎血压平。

木瓜

处方用名 　宣木瓜。

性味归经 　酸、涩、温。入肝、脾经。

用量用法 　6－12克。

功效口诀 　木瓜酸涩而性温，理脾伐肝能舒筋，

呕吐转筋之要药，脚气泻利用最灵。

五加皮

处方用名　南五加、刺五加。
性味归经　辛、苦、温。入肝、肾经。
用量用法　9－15克。
功效口诀　加皮苦温入肝肾，祛风除湿能强筋，
　　　　　风湿痹痛筋骨软，水肿脚气服亦行。

桑枝

处方用名　嫩桑枝。
性味归经　苦、平。入肝经。
用量用法　15－30克。
功效口诀　桑枝味苦性又平，祛风通络入肝经，
　　　　　四肢拘挛风湿痛，不论寒热均能行。

寻骨风

处方用名　寻骨风。
性味归经　苦、温。入肝、胃经。
用量用法　9－30克。
功效口诀　寻骨风温味苦辛，祛风活血入肚肾，
　　　　　关节不利风湿痹，通络止痛功效深。

海桐皮

处方用名　海桐皮。
性味归经　苦、微寒。入肝、肾经。
用量用法　6－15克。
功效口诀　海桐皮苦性微寒，活络通经入肾肝，
　　　　　风湿热痛关节肿，皮肤疥癣搽必安。

苍耳子

处方用名　苍耳子。

大众中医入门口诀▲

性味归经　辛、苦、温。有小毒。入肺经。

用量用法　3～9克。

功效口诀　苍耳微毒温苦辛，散风胜湿入肺经，
　　　　　皮肤痒疹麻风病，头痛鼻渊浊涕轻。

豨莶草

处方用名　磷莶草。

性味归经　苦、寒。有毒。入肝、肾经。

用量用法　9～15克。

功效承括　豨莶草寒入肾肝，降压除湿腰膝酸，
　　　　　四肢麻痹筋骨痛，中风不遂身不安。

伸筋草

处方用名　伸筋草、石松。

性味归经　苦、辛、温。入肝、脾、肾经。

用量用法　9～15克。

功效口诀　伸筋草温味苦辛，活血通络又舒筋，
　　　　　关节不利腰膝痛，皮肤麻木跌打损。

丝瓜络

处方用名　丝瓜络。

性味归经　甘、苦、微寒。入肺、胃、肝经。

用量用法　9～15克。

功效口诀　丝瓜络苦甘微寒，宣通经络入胃肝。
　　　　　胸胁疼痛乳痈肿，关节不利筋骨酸。

松节

处方用名　老松节。

性味归经　苦、温。入肝、肾经。

用量用法　9～15克。

功效口诀　松节苦温入肾经，燥湿祛风活络经，

筋骨疼痛关节肿，四肢拘挛屈不伸。

虎骨

处方用名　炙虎骨、虎胫骨。
性味归经　辛、甘、温。入肝、肾经。
用量用法　9－15 克。
功效口诀　虎骨辛甘而性温，健骨祛风入肝肾，
　　　　　风胜走注关节痛，筋骨酸软足痿平。

白花蛇

处方用名　白花蛇。
性味归经　甘、咸、温。布毒。入肝经。
用量用法　3－9 克研粉吞服 1－2。
功效口诀　白花蛇甘咸且温，搜风胜湿入肝经，
　　　　　口眼歪斜筋脉挛，破伤麻风病服轻。

乌稍蛇

处方用名　乌稍蛇、青蛇。
性味归经　甘、咸、平。入肝、脾、胃、肺经。
用量用法　3－12 克。
功效口诀　乌稍蛇咸甘而平，透骨搜风入脾经，
　　　　　风湿关节和疥癣，半身不遂麻不仁。

海风藤

处方用名　海风藤。
性味归经　辛、苦、微温。入肝、脾经。
用量用法　9－15 克。
功效口诀　海风藤辛苦微温，祛湿通络入肝脾，
　　　　　风寒湿痹腰膝痛，筋脉构挛莫徘徊。

络石藤

处方用名　络石藤。

性味归经　苦、微寒。入心、肝、肾经。

用量用法　3 – 12 克。

功效口诀　络石藤苦性微寒，除湿通络入心肝，
　　　　　筋脉拘挛风湿痹，凉血消痈疮毒完。

千年健

处方用名　年健。

性味归经　辛、微甘、温。入肝、肾经。

用量用法　9 – 15 克。

功效口诀　千年健温味甘辛，能壮筋骨入肾轻，
　　　　　筋骨疼痛并麻木，尤宜老人骨软行。

八角枫

处方用名　八角枫。

性味归经　辛、温。有毒。入心、肝经。

用量用法　3 – 9 克。

功效口诀　八角枫温而味辛，活血镇痛跌打损，
　　　　　关节风湿痛麻木，枝根浸酒慢慢咽。

遥竹逍

处方用名　徐长卿、道遥竹。

性味归经　辛、温。入肝、肾轻。

用量用法　9 – 15 克。

功效口诀　遥竹道辛而性温，温经散瘀入肾经，
　　　　　跌打损伤腰扭痛，荨麻顽癣煎水薰。

老鹳草

处方用名　老鹳草。

性味归经　苦、辛、平。入肝、大肠经。

用量用法　9 – 15 克大剂量可达 30 – 60 克。

功效口诀　老鹳草平味苦辛，疏通经络健骨筋，

肢体麻木关不利，熬膏浸酒服均行。

追地风

处方用名　追地风。

性味归经　酸、涩、温。入肝、肾、大肠经。

功效枳括　追地风酸涩且温，能入肝肾大肠经，
　　　　　　风湿痹痛膝麻木，热注大肠赤痢平。

透骨草

处方用名　逢骨草。指甲花草

性味归经　辛、温。

功效口诀　透骨草温而味辛，风湿疼痛挛骨筋，
　　　　　　阴囊湿疹疮疡痛，单用煎汤洗与薰。

青风藤

处方用名　青风藤。

性味归经　辛、温。

用量用法　6－9克。

功效口诀　青风藤辛而性温，主治风湿痛骨筋，
　　　　　　风湿流注鹤膝肿，遍身搔痒用此行。

天仙藤

处方用名　青木香藤。

性味归经　苦、温。入肝、脾经。

用量用法　3－9克。

功效口诀　天仙藤苦性且温，能祛风湿通络经，
　　　　　　产后腹痛并疝气，研末调服姜酒斟。

第十八章　化痰止咳平喘药

第一节　温化寒痰药

温化寒痰药性温，咳嗽痰多薄稀清，
寒湿困脾而呕吐，痰湿流注聚阴疽，
白芥子和法半夏，旋复花与天南星，
皂角牙皂白附子，白前寒热痰气凝。

半夏

处方用名　法夏、姜半夏、法半夏。
性味归经　辛、温。有毒。入肺、脾、胃经。
用量用法　6－12克。
功效口诀　半夏辛温调脾胃，燥湿化痰力俱备，
　　　　　降逆止呕能堕胎，梅核痰饮及胸痞。

天南星

处方用名　制南星、胆南星。
性味归经　辛、苦、温。有毒。入肺、脾、肝经。
用量用法　3－6克。
功效口诀　南星辛温入肺脾，口眼歪斜颜面瘫，
　　　　　风痰眩晕通经络，惊痫破伤风效倍。

▶ 171 ◀

白芥子

处方用名　芥子、炒芥子。

性味归经　辛、温。入肺经。

用量用法　3－9克。

功效口诀　芥子辛温入肺经，散结正痛化痰凝，
　　　　　咳嗽痰凝两胁下，皮里膜外痰更行。

旋复花

处方用名　金沸草

性味归经　辛、苦、咸、微温。入肺、脾、胃、大肠经。

用量用法　3－9克用布包煎。

功效口诀　旋复花辛苦咸温，化痰平喘肺胃经，
　　　　　心下痞满并喘气，胸膈痰结及悸惊。

白前

处方用名　白前草、炙白前。

性味归经　辛、苦、微温。入肺经。

用量用法　3－9克采用能润肺上咳。

功效口诀　白前辛苦性微温，降气化痰入肺经，
　　　　　肺气壅塞而喘咳，不论寒热痰气凝。

白附子

处方用名　白附子、禹白附。

性味归经　辛、温。有毒。入胃经。

用量用法　3－9克。

功效口诀　白附子温入阳明，祛风化痰性上升，
　　　　　破伤中风面麻痹，正偏头痛用即平。

猪牙皂

处方用名　牙皂。

性味归经　辛、咸、温。有毒。入肺、大肠经。
用量用法　1.5－4克多入丸散剂。
功效口诀　牙皂辛温入肺经，祛痰开窍力更真，
　　　　　突然昏倒兼口噤，胞衣不下酒烧灰。

皂角刺

处方用名　天丁刺。
性味归经　辛、温。入肝、大肠经。
用量用法　3－9克。
功效口诀　皂角刺温而味辛，托毒消痈力更行，
　　　　　痈疽肿毒并乳痛，将溃未溃用之灵。

第二节　清化热痰药

清化热痰甘平寒，咳嗽痰多稠带黄，
痰热所致惊痫厥，将用礞石与竺黄。
前胡蛤二贝，花葶二竹瓜蒌霜，
昆布海藻浮海石，狗宝猴枣海瓦尝。

前胡

处方用名　嫩前胡。
性味归经　苦、辛。微寒。入肺经。
用量用法　3－9克。
功效口诀　前胡微寒味苦辛，降气祛痰入肺经，
　　　　　痰热喘哮咳不畅，一切风痰服必轻。

桔梗

处方用名　苦桔梗、白桔梗。
性味归经　苦、辛、平。入肺经。
用量用法　3－9克。

功效口诀　桔梗苦平入肺经，宣刺开提性浮升，
　　　　　咽喉胸膈滞能治，肠鸣肺痈癣闭清。

川贝母

处方用名　川尖贝、尖贝母。
性味归经　苦、甘、平。入心、肺经。
用量用法　3－9克。
功效口诀　川贝甘苦而性平，能清肺热使痰行，
　　　　　人面疮用猪油贴，阴虚肺痿咳嗽灵。

浙贝母

处方用名　大贝母，象贝母。
性味归经　辛、苦、微寒。入心、肺经。
用量用法　3－9克。
功效口诀　大贝辛苦性微寒，外感风热嗽咳良，
　　　　　清热散结治痰疬，疮疡肿毒乳痈方。

瓜蒌

处方用　名全瓜蒌、瓜蒌仁、瓜蒌皮、瓜蒌霜。
性味归经　甘、寒。入肺、胃、大肠经。
用量用法　9－30克。
功效口诀　瓜蒌甘寒入胃肠，清咽化痰通便强，
　　　　　宽中散结消乳肿，肺热咳嗽并痰黄。

天花粉

处方用名　瓜蒌根。
性味归经　苦、寒。入肺、胃经。
用量用法　6－15克。
功效口诀　花粉苦寒入胃经，降火润肺治痰灵，
　　　　　解渴生津除烦热，痈疽肿毒力能平。

葶苈子

处方用名　苦葶苈。
性味归经　辛、苦、寒。入肺、膀胱经。
用量用法　3 – 9 克。
功效口诀　葶苈苦寒入膀胱，泻肺平喘功力强，
　　　　　痰涎壅塞不得卧，利尿消肿积液腔。

竹茹

处方用名　鲜竹茹、姜竹茹。
性味归经　甘、微寒。入肺，胃经。
用量用法　3 – 9 克。
功效口诀　竹茹甘寒入肺经，清热化痰治悸惊，
　　　　　降逆止呕除胃热，痰热郁结烦不宁。

竹沥

处方用名　淡竹沥、苦竹沥。
性味归经　甘、寒。入肺经。
用量用法　30 – 60 克。
功效口诀　竹沥甘寒治失音，中风不语神志昏，
　　　　　痰在经络及四肢，非此不能达其行。

天竺黄

处方用名　天竹黄。
性味归经　甘、寒。入心、肺经。
用量用法　3 – 9 克。
功效口诀　竺黄甘寒入肺经，除热豁痰能定惊，
　　　　　明目利窍滋五脏，中风痰壅语不音。

礞石

处方用名　青礞石、煅礞石。

性味归经　甘、咸、平。入肝、肺经。

用量用法　3～9克多入丸散剂。

功效口诀　礞石性平味咸甘，体重沉降入肺肝，
　　　　　治惊利痰之要药，痰积癫痫功效宽。

胖大海

处方用名　通大海。

性味归经　甘、寒。入肺、大肠经。

用量用法　1次2～3枚开水泡服一日2～3次。

功效口诀　大海甘寒入肺肠，清热宣肺能润肠，
　　　　　肺热痰咳声嘶哑，咽喉肿痛目赤良。

浮海石

处方用名　海浮石。

性味归经　咸，微寒。入肺经。

用量用法　3～9克多入丸散剂。

功效口诀　浮海石寒而味咸，清肺通淋又化痰，
　　　　　老痰积块稠粘腻，瘿瘤瘰疬治不难。

海蛤壳

处方用名　海蛤粉、煅海壳。

性味归经　苦、咸、平。入肺、肾经。

用量用法　3～9克多入丸散剂。

功效口诀　海蛤粉苦咸性平，清肺化痰入肾经，
　　　　　顽固痰咳胸胁痛，遗精白痰浊核瘿。

海藻

处方用名　海藻。

性味归经苦、咸寒。入肝、胃、肾经。

用量用法　3～15克。

功效口诀　海藻苦咸而性寒，软坚化痰入肾肝，
　　　　　瘰疬瘿瘤兼水肿，疝气疼痛肿睾丸。

昆布

处方用名　昆布。

性味归经　咸、寒。入肝、胃、肾经。

用量用法　3－15克。

功效口诀　昆布咸寒入肾经，化痰软坚能消瘿，
　　　　　瘰疬水肿并聚积，瘿瘤疝气功效深。

瓦楞子

处方用名　瓦垅子。

性味归经　甘、咸、平。入肺、胃、肝经。

用量用法　6－9克。

功效口诀　瓦楞子平味咸甘，消痰止痛入肺肝，
　　　　　痰血瘀结及症块，指肠溃疡胃泛酸。

猴枣

处方用名　猴胆结石、猴丹。

性味归经　苦、微咸、寒。入心、肝、肺、胆经。

用量用法　1－2分。

功效口诀　猴枣苦寒治儿惊，热咳上气及痰鸣，
　　　　　痈疽瘰疬并痰厥，痰核横痃功效勋。
　　　　　注：横痃是花柳病之一种

狗宝

处方用名　狗结石。

性味归经　甘、咸、平。

用量用法　2－5分。

功效口诀　狗宝性平味咸甘，噎隔反胃及吐酸，
　　　　　痈疽发背痔疮肿，幽门梗阻服亦安。
　　　　　注：狗宝：即狗胃、肠、胆、跨胱之结石。

177

第三节 止咳平喘药

咳嗽喘息实伤心，端坐呼吸卧不平，
肺痈肺痿与气急，痰涎壅盛不安宁。
紫苑冬花枇杷叶，苏子桑皮苦杏仁，
矮脚茶与鼠曲草，青香百部马兜铃。

杏仁

处方用名　苦杏仁、光杏仁、杏仁泥。
性味归经　甘、苦、温。有小毒。入肺、大肠经。
用量用法　3 – 9 克。
功效口诀　杏仁甘苦而性温，止咳平喘入肺经，
　　　　　风寒喘咳胸膈滞，肠燥便秘用即行。

苏子

处方用名　炒苏子、黑苏子、玉苏子。
性味归经　辛、温。入肺经。
用量用法　6 – 9 克。
功效口诀　苏子辛温入肺经，降气化痰开郁灵，
　　　　　痰涎壅盛并喘息，便秘腹胀服必行。

紫苑

处方用名　炙紫苑。
性味归经　辛、苦、温。入肺经。
用量用法　3 – 9 克。
功效口诀　紫苑辛苦性微温，润肺行气血痰清，
　　　　　补虚下气兼止渴，并治咳嗽小儿惊。

款冬花

处方用名　炙冬花、冬花。

性味归经　辛、甘、温。入心、肺经。

用量用法　3－9克。

功效口诀　冬花性温味甘辛，镇咳祛痰润肺心，
　　　　　久咳气逆并喘促，肺痈肺痿及诸惊。

枇杷叶

处方用名　炙杷叶。

性味归经　苦、平。入肺、胃经。

用量用法　6－12克。

功效口诀　杷叶味苦其性平，清肺和胃俾气行，
　　　　　气行火降痰消化，热咳呕逆讧干宁。

百部

处方用名　炙百部。

性味归经　甘、苦、微温。入肺经。

用量用法　3－9克。

功效口诀　百部微温味苦甘，肺痨咳嗽服之安，
　　　　　杀虫灭虱敷疥癣，能驱蛔蛲并积疳。

桑白皮

处方用名　炙桑皮、桑皮。

性味归经　甘、寒。入肺经。

用量用法　6－12克。

功效口诀　桑白皮甘而性寒，泻肺平喘利膀胱，
　　　　　肺热咳喘身肿满，行水消肿功效良。

马兜铃

处方用名　炙兜铃。

性味归经苦、寒。入肺、大肠经。

用量用法　3－9克。

功效口诀　兜铃苦寒清肺热，能治喘促与嗽咳，

并降血压及痔疮，大肠经热用之捷。

青木香

处方用名　青未香
性味归经　苦、辛、寒。入肝、胃经。
用量用法　3－6克。
功效口诀　青木香苦辛而寒，行气止痛入胃肝，
　　　　　胸胁胀满胃疼痛，肝风血压亦能安。

矮脚茶

处方用名　矮地茶、紫金牛。平地木
性味归经　辛、平。入肝、肺经。
用量用法　30－60克。
功效口诀　矮脚茶辛性微寒，能入肝肺退疸黄，
　　　　　肺痿咳嗽女经闭，急慢肝炎并胆囊。

鼠曲草

处方用名　鼠曲草。
性味归经　甘、平。入肺经。
用量用法　3－9克。
功效口诀　鼠曲草甘而性平，化痰止咳入肺经，
　　　　　风湿腰膝兼腿痛，脑溢血病服之轻。

第十九章　理气药

理气药物气味芳，解郁宽中止痛良，
胃腹胁肋寒疝痛，呕吐呃逆气吞酸，
枳实壳核砂佛手，青陈皮荔楝朴强，
薤白腹皮沉香附，乌药柿蒂檀木香。

陈皮

处方用名　桔皮、广陈皮、新会皮。
性味归经　辛、苦、温。入脾、肺经。
用量用法　3 – 9 克。
功效口诀　陈皮辛苦其性温，理气健脾腹胀平，
　　　　　燥湿化痰能止呕，补泻升降功力行。

桔核

处方用名　桔核仁。
性味归经　苦、温。入肝经。
用量用法　3 – 9 克。
功效口诀　桔核苦温入肝经，疝气疼痛睾肿灵，
　　　　　桔叶疏肝消乳肿，桔络祛痰滞络经。

青皮

处方用名　花青皮、炒青皮、醋炒青皮。
性味归经　苦、辛、温。入肝、胆经。
用量用法　3－9克。
功效口诀　青皮苦温入胆经，疏肝散结破滞凝，
　　　　　肝气郁积胸胁痛，乳胀血瘀疝气行。

枳实

处方用名　陈枳实、炒枳实。
性味归经　苦、微寒。入脾、胃经。
用量用法　3－9克。
功效口诀　枳实味苦性微寒，破气消积滞胃肠，
　　　　　行痰除痞通滞气，腹痛便秘配大黄。

枳壳

处方用名　炒枳壳、陈枳壳。
性味归经苦、酸、微寒。入脾、肺经。
用量用法　3－9克。
功效口诀　枳壳微寒味苦酸，行气化痰理中宽，
　　　　　胸胁胀痛兼脘闷，肠风痔漏服必安。

厚朴

处方用名　川厚朴、炒厚朴。
性味归经　苦、辛、温。入肺、脾、胃、大肠经。
用量用法　3－9克。
功效口诀　厚朴辛苦而性温，湿困脾胃力能平，
　　　　　消痰下气除胀满，便秘腹痛呕吐行。

广木香

处方用名　云木香、川木香、煨木香。

大众中医入门口诀 ▲

性味归经　辛、苦、温。入脾、大肠经。

用量用法　3－6 克。

功效口诀　木香苦温入脾经，三焦诸气能降升，
　　　　　反胃呕逆心腹痛，泻痢后重是尖兵。

香附

处方用名　炒香附、四制香附。

性味归经　辛、徵苦、平。入肝、三焦经。

用量用法　6－9 克。

功效口诀　香附辛平月经调，理气解郁入三焦，
　　　　　肝气郁结胸胁痛，胎产诸病切莫愁。

乌药

处方用名　台乌药。

性味归经　辛、温。入脾、肺、肾、膀胱经。

用量用法　3－9 克。

功效口诀　乌药辛温入膀胱，寒疝腹痛配茴香，
　　　　　顺气止痛脾胃滞，小便频数尿遗床。

砂仁

处方用名　缩砂仁。

性味归经　辛、温。入脾、胃、肾经。

用量用法　1.5－4 克。

功效口诀　砂仁辛温补肺经，和胃健脾调气凝，
　　　　　醒酒安胎并腹痛、痞胀呃膈呕恶停。

佛手

处方用名　佛手片。

性味归经　辛、苦、酸温。入肺、脾经。

用量用法　3－9 克。

功效口诀　佛手酸温入脾经，理气和中化痰凝，

芳香化滞能消导，胸闷胃痛配郁金。

大腹皮

处方用名　大腹毛。
性味归经　辛、微温。入胃、大小肠经。
用量用法　6－9克。
功效口诀　腹皮辛温入二肠，下气行水调胃强，
　　　　　水肿脚气胎恶阻，瘴疟霍乱痞满藏。

沉香

处方用名　海南沉香。
性味归经　辛、苦、温。入脾、胃、肾经。
用量用法　1.5－3克。
功效口诀　沉香苦温而性沉，入肾通肝补命门，
　　　　　下气行痰平诸逆，心腹寒痛及冷精。

薤白

处方用名　苏薤白。
性味归经　辛、苦、温。入肺、胃、大肠经。
用量用法　9－15克。
功效口诀　薤白辛温入胃肠，下气散结又通阳，
　　　　　痰浊停留胸胁痛，赤白蒂下骨哽尝。

川楝

处方用名　金铃子、苦楝子。
性味归经　苦、寒。入肝心包、小肠、膀胱经。
用量用法　6－9克。
功效口诀　川楝苦寒入肝经，能引小肠热下行，
　　　　　大热烦狂心躁闷，脘腹疝痛灭虫灵。

荔枝核

处方用名　荔枝核。

性味归经　辛、甘、温。入肝经。

用量用法　3－15 克。

功效口诀　荔枝甘温能入肝，肝郁气滞肿丸，
　　　　　　行气散寒胃脘痛，妇人气血疼痛寒。

柿蒂

处方用名　柿饼蒂。

性味归经　苦、涩、微温。入胃经。

用量用法　3－9 克。

功效口诀　柿蒂苦涩性微温，降逆止呃入胃经，
　　　　　　子降血压饼润肺，热呃竹茹寒香丁。

檀香

处方用名　檀香

性味归经　辛、温。入肺、脾、胃经。

用量用法　1.5－4 克。

功效口诀　檀香辛温入肺经，理脾调气病冠心，
　　　　　　胃脘疼痛久不愈，加味丹参饮更灵。

第二十章　理血药

第一节　活血祛瘀药

活血祛瘀可生新，疏通经络气血行，
跌打损伤症瘕肿，产后瘀阻与痛经。
桃红泽木丹铜膝，姜灵乳没益莪棱，
芎郁延留虻█蛭，藤甲寄落童便青。

川芎

处方用名　抚川芎。
性味归经　辛、温。入肝、胆、心包经。
用量用法　3-9克。
功效口诀　川芎辛温入肝包，活血行气风湿劳，
　　　　　郁结经闭并难产，血虚头痛功效高。

丹参

处方用名　红丹参、紫丹参。
性味归经　苦、微寒。入心、肝经。
用量用法　9-15克。
功效口诀　丹参苦寒入肝心，活血祛瘀调月经，
　　　　　血滞肝郁胸胁痛，产后腹痛并瘕症。

益母草

处方用名　益母草。坤草。
性味归经　辛、微苦、寒。入肝、心包经。
用量用法　9－30克。
功效口诀　益母微寒味苦辛，调经活血入肝经，
　　　　　产后恶露瘀不尽，急慢肾炎肿能平。

红花

处方用名　藏红花、宣红花。
性味归经　辛、温。入心、肝经。
用量用法　3－9克。
功效口诀　红花辛温入肝经，活血通经瘀滞停，
　　　　　少用养血多破血，创伤经闭紫癥行。

桃仁

处方用名　桃仁泥。
性味归经　苦、甘、平。入心、肝、大肠经。
用量用法　3－9克。
功效口诀　桃仁性平味苦甘，能入大肠心与肝，
　　　　　破血祛瘀腰腹痛，经闭蓄血便燥干。

泽兰

处方用名　泽兰。
性味归经　苦、辛、微温。入肝、脾经。
用量用法　3－9克。
功效口诀　泽兰苦温而活血，和肝舒脾散郁结，
　　　　　产后水肿及闭经，瘀血淋漓腰痛切。

牛膝

处方用名　川牛膝、淮（怀）牛膝。

性味归经　苦、酸、平。入肝、肾经。

用量用法　6－12克。

功效口诀　牛膝苦平入肝肾，能引诸药往下行，
　　　　　腰膝筋骨足痿弱，经闭堕胎及浊淋。

苏木

处方用名　苏木。

性味归经　甘、咸、平。入心、肝、脾经。

用量用法　3－9克。

功效口诀　苏木咸平入肝脾，跌打损伤切莫离，
　　　　　血滞经闭产瘀阻，中风不语腹痛脐。

五灵脂

处方用名　血灵脂。

性味归经　甘、温。入肝经。

用量用法　3－9克。

功效口诀　灵脂味甘而性温，散瘀止痛入肝经，
　　　　　冠心绞痛及胁肋，恶露不行带漏崩。

乳香

处方用名　制乳香、炒乳香。

性味归经　辛、苦、温。入心、肝、脾经。

用量用法　3－9克。

功效口诀　乳香辛温入脾心，止痛活血又舒筋，
　　　　　托毒消痈伤跌打，心腹经痛并络经。

没药

处方用名　制没药。

性味归经　苦、平。入肝经。

用量用法　3－9克。

功效口诀　没药入肝味苦平，散血生肌消肿灵，

跌打伤科常要药，风湿痹痛经闭停。

郁金

处方用名　川玉金、广郁金。
性味归经　辛、苦寒。入心、肺、肝经。
用量用法　3－9克。
功效口诀　郁金苦寒入脚心，凉血破瘀癫痫惊，
　　　　　疏肝解郁胁肋痛，吐衄咳血倒行经。

姜黄

处方用名　片姜黄。
性味归经　苦、辛、温。入肝、脾经。
用量用法　3－9克。
功效口诀　姜黄辛苦而性温，善破肝脾瘀结凝，
　　　　　气滞血瘀月经闭，风湿痹痛肩臂伸。

延胡索

处方用名　玄胡、元胡、醋延胡。
性味归经　辛、苦、温。入肝、肺、脾经。
用量用法　3－9克。
功效口诀　延胡辛温入脾经，活血利气通全身，
　　　　　月经不调用更妙，内外诸痛疝瘕症。

三棱

处方用名　荆三棱。
性味归经　苦、平。入肝、脾经。
用量用法　3－9克。
功效口诀　三棱味苦而性平，软坚散结入肝脾，
　　　　　破血行气消肿块，痰滞食积经闭行。

莪术

处方用名　蓬莪术、文术。
性味归经　苦、辛、温。入肝、脾经。
用量用法　3－9克。
功效口诀　莪术辛苦而性温，气血凝滞痞癥症，
　　　　　通经逐瘀消食积，肝郁脾滞力能胜。

穿出甲

处方用名　炮甲珠。
性味归经　成、微寒。入肝、胃经。
用量用法　3－9克。
功效口诀　山甲成寒入胃肝，能通经络乳汗干，
　　　　　止痛排脓消痈肿，风湿痹痛用即安。

王不留行

处方用名　留行子。
性味归经　苦、平。入肝、胃经。
用量用法　3－9克。
功效口诀　王不留行味苦平，能入肝胃使血行，
　　　　　通经下乳消乳肿，拔竹木刺风痹灵。

鸡血藤

处方用名　血藤。
性味归经　苦、微甘、温。入肝、肾经。
用量用法　9－15克。
功效口诀　血藤苦温又微甘，行血补血入肾肝，
　　　　　暖宫活络舒筋骨，遗精白浊阳萎欢。

刘寄奴

处方用名　刘寄奴。

性味归经　苦，温。入心、脾经。

用量用法　6 – 15 克。

功效口诀　寄奴苦温疗火汤，通经破血治刀伤，
　　　　　心疼水胀及物痛，产后瘀血用此强。

月季花

处方用名　月月红。

性味归经　甘、温。入肝经。

用量用法　3 – 6 克。

功效口诀　月季花温而味甘，活血调经能入肝，
　　　　　月经不调胸腹痛，瘰疬肿痛亦能安。

凌霄花

处方用名　紫葳花。

性味归经　辛、微寒。入肝、心包经。

用量用法　3 – 9 克。

功效口诀　凌霄花寒而味辛，祛阏和血入肝心，
　　　　　瘕症痞块俱能治，皮肤疥癣血热情。

清自然铜

处方用名　煅然铜。

性味归经　辛、平。入肝经。

用量用法　3 – 9 克。

功效口诀　然铜味辛性又平，止痛散瘀入肝经，
　　　　　伤科接骨之要药，跌仆肿痛瘀滞凝。

水蛭

处方用名　水蛭。

性味归经　咸、苦、平。有毒，入肝经。

用量用法　1. 5 – 4 元。

功效口诀　水蛭咸平入肝经，破血逐瘀能消症，

跌打堕胎及经闭，蓄血如狂效最勋。

虻虫

处方用名　虻虫。
性味归经　苦、微寒。有毒。入肝经。
用量用法　1.5 – 4 克。
功效口诀　虻虫入肝而有毒，味苦微寒瘀血逐，
跌打血滞并闭经，症瘕痞块用不谬。

▋虫

处方用名　地鳖虫，土别虫。土元。
性味归经　咸、寒。有小毒，入肝经。
用量用法　3 – 9 克。
功效口诀　地鳖小毒味咸寒，散结消症能入肝，
血瘀经闭并聚积，续筋接骨力能完。

毛冬青

处方用名　毛冬青。
性味归经　苦、微寒。入心，肺经。
用量用法　15 – 30 克。
功效口诀　毛冬青寒而味苦，活血通络而不补，
热咳心痛并脱疽，烧烫伤痈疖用普。

马鞭草

处方用名　铁马鞭。
性味归经　苦、微寒。入肝、脾经。
用量用法　9 – 30 克。
功效口诀　马鞭草苦性微寒，活血通络入脾肝，
血瘀经闭症瘕积，利水截疟肿咽喉。

大众中医入门口诀 ▲

急性子

处方用名　凤仙花子。

性味归经　徽苦、温。有小毒。入肾经。

用量用法　6－12克。

功效口诀　急性子苦而性温，行瘀散结且通经，
　　　　　食道癌症能缓解，鱼骨哽喉并瘰症。

路路通

处方用名　枫实。

性味归经　苦、微涩、平。入肝、胃经。

用量用法　3－9克。

功效口诀　路路通平味苦涩，风湿痹痛母乳缺，
　　　　　肝胃不和痛连胸，利水消肿功效捷。

落得打

处方用名　落得打。

性味归经　甘、平。

用量用法　6－9克。

功效口诀　落得打甘而性平，主治跌打损伤行，
　　　　　活血调气祛瘀血，杖伤金疮服之轻。

童便

处方用名　还元汤。

性味归经　咸、寒。入肺、膀胱经。

用量用法　1－2碗。

功效口诀　童便又名还元汤，引火下泄出膀胱，
　　　　　润肺滋阴兼散瘀，吐衄跌打血晕良。

降真香

处方用名　降香。

性味归经　辛、温。入肝、脾经。

用量用法　6－12克。

功效口诀　降真香辛而性温，止血定痛使瘀行，

　　　　　杖伤仆跌身疼痛，外出血用之灵。

红曲

处方用名　红曲。

性味归经　甘、温。入肝、脾经。

用量用法　9－15克。

功效口诀　红曲性温其味甘，消食活血入脾肝，

　　　　　赤白痢疾并跌打，瘀滞腹痛亦能宽。

干漆

处方用名　干漆。

性味归经　辛、苦、温。入肝、脾经。

用量用法　1.5－6克。

功效歌经　干漆性温味苦辛，祛瘀行滞续骨筋，

　　　　　瘀血阻滞经闭症，消积杀虫破瘕症。

蛴螬

处方用名　蛴螬。

性味归经　咸、微温。

用量用法　6－9克。

功效口诀　蛴螬味咸性微温，散瘀破积痔漏崩，

　　　　　青翳白膜取汁点，竹木入肉芒刺睛。

紫石英

处方用名　紫石英。

性味归经　辛、甘、温。入心、肝经。

用量用法　6－9克。

功效口诀　紫石英温味辛甘，镇咳润燥养心肝，

子宫若被风寒袭，久不受孕服必安。

鼠妇

处方用名　鼠妇。
性味归经　酸、温。入肝经。
用量用法　3 - 6 克。
功效口诀　鼠妇酸温入肝经，歹徵行滞消瘕症，
　　　　　小便不通兼水肿，牙疼腹痛及闭经。

第二节　止血药

止血药物使血凝，导致血液不妄行，
吐衄咯血及尿血，肠风下血漏与崩。
茅蒲艾鹤蕊蓟七，棕余藕节锦榆停，
茜槐柏芨鸡冠醋，石榴草霜土灶心。

蒲黄

处方用名　生蒲黄、炒蒲黄。
性味归经　甘、平。入肝、心包经。
用量用法　3 - 9 克。
功效口诀　蒲黄甘平入肝包，生用行血跌打劳，
　　　　　产后瘀阻少腹痛，各种出血炒鼓高。

仙鹤草

处方用名　龙芽草。
性味归经　苦、涩、平。入肺、脾、肝经。
用量用法　9 - 15 克。
功效口诀　仙鹤草苦平而涩，入肝脾肺能止血，
　　　　　吐衄咳血及漏崩，大小便血均用得。

白芨

处方用名　白芨。

性味归经　苦、甘、涩、微寒。入肺、肝、胃经。

用量用法　9－15 克。

功效口诀　白芨微寒味甘苦，止血生肌入胃府，

　　　　　胃溃疮疖烫烧伤，空洞结核能复补。

侧柏叶

处方用名　侧柏炭。

性味归经　苦、涩、微寒。入肝、肺、大肠经。

用量用法　6－12 克。

功效口诀　侧柏叶涩苦微寒，能入肝肺与大肠，

　　　　　各种出血埚能治，炒用止血生用凉。

白茅根

处方用名　茅根。

性味归经　甘、寒。入肺、胃经。

用量用法　9－20 克。

功效口诀　茅根甘寒入胃肺，止血消渴热呕哕，

　　　　　吐衄尿血水肿消，五淋黄痘不能废。

田三七

处方用名　三七、参三七。

性味归经　甘、微苦、温。入肝、胃经。

用量用法　1.5－3 克。

功效口诀　三七甘苦又微温，散瘀止血入胃经，

　　　　　跌打损伤之要药，吐衄诸血及冠心。

大小蓟

处方用名　大蓟、小蓟。

性味归经　甘、凉。入肝、脾经。

用量用法　7－15克，鲜品30－60克。

功效口诀　大蓟甘凉入肝脾，祛瘀止血热妄行，
　　　　　吐衄崩带消痈肿，小蓟单治肝炎灵。

茜草

处方用名　茜草根、茜草炭。古名茹藘。

性味归经　苦、寒。入肝经。

用量用法　3－9克。

功效口诀　茜草苦寒入肝经，活血祛瘀调月经，
　　　　　损伤跌仆并恶露，咳吐衄血炒用行。

槐花

处方用名　槐米，炒槐花。

性味归经　苦、微寒。入肝、大肠经。

用量用法　6－12克、止血宜炒用。

功效口诀　槐花苦寒入大肠，肠风下血痔痢良，
　　　　　吐衄崩血能降压，头昏目眩亢肝阳。

地榆

处方用名　地榆炭。

性味归经　苦、酸、微寒。入肝、大肠经。

用量用法　9－15克、止血炒炭、烧作生用。

功效口诀　地榆微寒味苦酸，收敛止血入肠肝，
　　　　　下部出血出血均能治，研束油调汤火伤。

藕节

处方用名　藕节炭。

性味归经　甘、涩、平。入肺、胃经。

用量用法　3－15克。

功效口诀　藕节性平味甘涩，能入肺哥而止血，

呕吐咯血并热淋，生治热血寒炒黑。

血余炭

处方用名　血余炭。
性味归经　苦、平。入肝、肾经。
用量用法　3－6克。
功效口诀　血余炭害其性平，入肝肾经止血停，
　　　　　利尿生肌治便血，吐衄尿血及漏崩。

棕榈

处方用名　陈棕炭、棕榈炭。
性味归经　苦、涩、平。入肝、脾经。
用量用法　3－9克。
功效口诀　棕榈性平味苦涩，止血作用宜炒黑，
　　　　　赤白痢疾带漏崩，便血衄血配侧柏。

艾叶

处方用名　陈艾叶、炒艾叶。
性味归经　苦、辛、温。入肝、脾、肾经。
用量用法　3－9克。
功效口诀　艾叶辛苦而性温，散寒止痛肝脾经，
　　　　　止血安胎子宫暖，调经吐衄带下崩。

灶心土

处方用名　铰龙肝。
性味归经　辛、微温。入脾、胃经。
用量用法　15－30克。
功效口诀　灶心土温而味辛，止血温中入脾经，
　　　　　脾胃虚寒常便血，妊娠恶阻呕吐平。

花蕊石

处方用名　花蕊石。
性味归经　酸、涩、平。入肝经。
用量用法　9－15 克。
功效口诀　花蕊石平味酸涩，入肝化瘀能上血，
　　　　　创伤出血口不收产妇血晕少不得。

紫珠草

处方用名　紫珠。
性味归经　微苦、微寒涩凉。入肝、脾经。
用量用法　3－9 克。
功效口诀　紫珠草苦性微寒，角膜宫颈炎溃疡，
　　　　　外伤手术血不止，兼治血小板少良。

苎麻根

处方用名　苎根。
性味归经　甘、寒。入肝、心经。
用量用法　15－30 克。
功效口诀　苎麻根寒入肝心，咳吐尿血多月经，
　　　　　利水通淋并胎漏，疹出不畅煎水薰。

鸡冠花

处方用名　鸡冠花。
性味归经　甘、凉。入肝、大肠经。
用量用法　9－15 克。
功效口诀　鸡冠花甘其性凉，收涩正血入肝肠，
　　　　　赤白带下崩淋浊，下痢赤白痔漏疮。

地锦

处方用名　地锦草、乳汁草。

性味归经　辛、平。

用量用法　15－30克。

功效口诀　地锦辛平能止血，内外出血效最捷，
　　　　　痢疾腹泻蛇咬伤，利尿退黄通乳汁。

石榴皮

处方用名　石榴皮。

性味归经　酸、涩、温。入大肠、肾经。

用量用法　3－9克。

功效口诀　石榴皮温味涩酸，涩肠止血治脱肛，
　　　　　赤白痢疾并崩带，蛔虫寸白服必安。

米醋

处方用名　苦酒。

性味归经　酸、温。入肝、胃经。

用量用法　无定量。

功效口诀　醋名苦酒味酸温，心胃疼痛破瘕症，
　　　　　产后血晕不苏醒，陶瓦烧红淬气薰。

百草霜

处方用名　百革霜。

性味归经　辛、温。入肝、肺、胃经。

用量用法　3－6克。

功效口诀　百草霜温而味辛，消食化积妇人崩，
　　　　　虚劳咳嗽吐衄血，口舌生疮痛喉咽。

第二十一章　芳香开窍

芳香开窍药性窜，醒脑提神大可观，
神志昏迷惊痫厥，抽搐痰鸣亦早谋，
麝香苏合香冰片，菖蒲牛黄安息盘。

麝香

处方用名　当门子，元寸。
性味归经　辛、温。入心、脾经。
功效口诀　麝香辛温入脾心，能通五脏十二经，
　　　　　活血止痛消痈肿，痰速心窍神志昏。

牛黄

处方用名　犀牛黄、西黄。
性味归经　苦、甘、凉。入心、肝经。
功效口诀　牛黄甘苦凉入心，开窍豁痰能定凉，
　　　　　中风口噤并抽搐，疮痈喉痛毒热清。

冰片

处方用名　梅片、机片、艾片。
性味归经　辛、苦。微寒。入心、脾、肺经。
功效口诀　冰片微寒味苦辛，芳香能入肺脾心，
　　　　　清热消肿咽目痛，中风痰厥卒然昏。

苏合香

处方用名　苏合香油。

性味归经　甘、辛、温。入心、脾经。

功效口诀　苏合香辛甘且温，辟秽开窍入脾经，
　　　　　可逐寒邪开心窍，气厥暴厥痛闷心。

安息香

处方用名　安息香。

性味归经　苦、辛、平。入心、肝、脾经。

功效口诀　安息香平味苦辛，开窍辟恶腹痛心，
　　　　　产后血晕暴中卒，妇人梦交男遗精。

石菖蒲

处方用名　石蒲、鲜菖蒲。

性味归经　辛、温。入心、脾经。

用量用法　3-9克。

功效口诀　菖蒲辛温入脾心，神恙昏迷癫痫惊，
　　　　　聪耳明目开心孔，通利九窍能发音。

第二十二章　安神药

第一节　重镇安神药

重镇安神介石多，重以镇怯不可磨，
阳浮气躁惊瘸悸，心热不眠实难过。
安神重镇生铁落，朱砂龙骨磁石瘥，
镇惊安神真琥珀，珍珠母与牡蛎和。

朱砂

处方用名　展砂、飞朱砂。
性味归经　甘、微寒。有小毒。入心经。
功效口诀　朱砂甘寒治悸惊，镇心安神热神昏，
　　　　　怔忡不眠癫狂症，解毒防腐疗喉咽。

磁石

处方用名　煅磁石。
性味归经　辛、寒。入肝、肾经。
用量用法　15－30克。
功效口诀　磁石辛寒入肾肝，阴虚阳亢躁不安，
　　　　　镇惊失眠与心悸，耳聋眩晕腰膝酸。

琥珀

处方用名　血珀。
性味归经　甘、平。入心、肝、膀胱经。
用量用法　3－6克。
功效口诀　琥珀甘平入肝膀，安神定悸癫痫狂，
　　　　　利水通淋尿血痛，血瘀经闭肿阴囊。

生铁落

处方用名　铁液、铁浆。
性味归经　辛、平。入肝经。
功效口诀　铁落性平而味辛，降火潜阳能镇惊，
　　　　　癫狂痫病之要药，诸毒疮疡用亦轻。

珍珠

处方用名　真珠。
性味归经　甘、咸、寒。入肝、心经。
功效承括　珍珠咸寒入肝心，目赤翳障粉点睛，
　　　　　拔毒生肌口糜烂，定悸安神又镇惊。

珍珠母

处方用名　珍珠母。
性味归经　咸、甘、寒。入肝经。
用量用法　15－30克、先煎。
功效口诀　珍珠母寒潜肝阳，耳鸣眩晕心悸慌，
　　　　　神昏谵语并抽搐，心肝虚热失眠长。

龙骨

处方用名　生龙骨，煅龙骨。
性味归经　甘、涩、平。入心、肝、肾经。
用量用法　15－30克，生用先煎。

功效口诀　龙骨性平味甘涩，入心肝肾固虚脱，
　　　　　滑遗自盗头眩昏，龙齿镇心安魂魄。

牡蛎

处方用名　生牡蛎、煅牡坜。
性味归经　咸、涩、微寒。入肝、胆、肾经。
用量用法　15－30，先用先煎。
功效口诀　牡蛎咸寒入胆肝，头晕目眩盗汗干，
　　　　　遗精带下能固涩，瘰疬瘿瘤胃吐酸。

第二节　养心安神药

养心安神药效新，虚实证候要辩明，
怔忡健忘惊痫悸，狂躁失眠头眩昏。
夜交藤和炙远志，润肠通便柏子仁，
枣仁安神敛汗液，合欢皮与抱木神。

酸枣仁

处方用名　生枣仁、炒枣仁。
性味归经　甘、酸、平。入肝、胆、心、脾经。
用量用法　9－15克。
功效口诀　枣仁性平味甘酸，润脾能补胆与肝，
　　　　　止汗宁心除烦渴，胆虚不眠需炒看。

柏子仁

处方用名　炒柏仁。
性味归经　甘、平。入心、肝、肾经。
用量用法　9－15克。
功效口诀　柏仁甘平而味香，养心安神能润肠，
　　　　　补肝舒脾润肾燥，益智生血止汗良。

远志

处方用名　炙远志。
性味归经　苦、辛、温。入心、肺、肾经。
用量用法　3–9 克。
功效口诀　远志辛温肾气通，强心益智开郁能，
　　　　　咳嗽健忘惊悸治，聪耳明目妙无穷。

夜交藤

处方用名　首乌藤。
性味归经　甘、平。入心、肝经。
用量用法　15–30 克。
功效口诀　夜交藤甘而性平，养心朴肝能安神，
　　　　　活络通经祛风。皮肤疥癣失眠灵。

合欢皮

处方用名　合欢皮。
性味归经　甘、平。入心、脾经。
用量用法　9–15 克。
功效口诀　合欢皮甘性又平，活血止期痛入脾心，
　　　　　心悸健忘失眠症，跌打损伤瘀血停。

茯神

处方用名　抱禾神。
性味归经　甘、平。入心经。
用量用法　9–15 克。
功效口诀　茯神甘平入心经，安心益智且宁神，
　　　　　兼疗风眩心虚病，惊悸健忘服之灵。

第二十三章　平肝熄风药

育阴潜阳熄肝风，高热抽搐震颤同，
小儿惊风癫痫晕，肝经热盛阳上攻。
天麻钩藤羚羊角，蒺藜全蝎与蜈蚣，
地龙石决代赭石，祛风解痉白僵蚕。

石决明

处方用名　生石决、煅石决。
性味归经　咸、微寒。入肝经。
用量用法　15－30 克。
功效口诀　石决咸寒入肝经，目赤翳障并盲睛，
　　　　　阴虚阳亢头晕痛，骨蒸劳热及五淋。

钩藤

处方用名　双钩藤、嫩钩藤。
性味归经　甘、微寒。入肝、心包经。
用量用法　6－15 克。
功效口诀　钩藤甘寒入心包，肝阳亢血压高，
　　　　　头昏目眩筋肉▮，小儿惊痫腹痛嗥。

天麻

处方用名　明天麻。

性味归经　甘、辛、平。入肝经。

用量用法　9－15克。

功效口诀　天麻甘平熄肝风，镇痉化痰风湿通，
　　　　　破伤中风头眩晕，风虚头痛功效宏。

羚羊角

处方用名　羚羊角粉。

性味归经　咸、寒。入肝经。

用量用法　1.5－3克。

功效口诀　羚羊成寒清肺肝，目赤肿痛卧不安，
　　　　　痉厥抽搐并谵语，高热神昏狂躁窜。

代赭石

处方用名　煅赭石。

性味归经　苦、寒。入肝、心包经。

用量用法　9－30克。

功效口诀　赭石苦寒平肝逆，能入心包养阴血，
　　　　　吐衄呃逆噫气除，小儿慢惊功效捷。

白僵蚕

处方用名　炒僵蚕。

性味归经　咸、辛、平。入肝、肺经。

用量用法　3－9克。

功效口诀　僵蚕性平味成辛，能入肝肺治痫惊，
　　　　　中风失音面麻痹，瘰疬阴痒牙痛轻。

白蒺藜

处方用名　刺蒺藜。

性味归经　辛、苦、温。入肝经。

用量用法　6－9克。

功效口诀　白蒺藜温味苦辛，祛风明目头眩昏，

疏肝解郁胸胁痛，皮肤搔痒不需斟。

蚯蚓

处方用名　地龙、广地龙。
性味归经　咸、寒。入脾、胃、肝、肾经。
用量用法　3 – 9 克。
功效口诀　地龙咸寒入肾脾，祛风活络肢能伸，
　　　　　清热止痉肝风熄，平喘利尿漆疮薰。

全蝎

处方用名　全虫、淡全蝎、全蝎尾。
性味归经　辛、平。有毒，入肝经。
用量用法　1.5 – 3 克。
功效口诀　全蝎辛平平肝风，诸风眩掉用有功，
　　　　　惊痫抽搐并风湿，口眼歪斜破伤风。

蜈蚣

处方用名　百足虫、川蜈蚣。
性味归经　辛、温。有毒、入肝经。
用量用法　1.5 – 3 克散剂酌减，外用适量。
功效口诀　蜈蚣有毒辛而温，祛风止痉入肝经，
　　　　　破伤风痉挛抽搐，瘰疬溃烂及痫惊。

云故纸

处方用名　木蝴蝶、千张纸。
性味归经　苦、寒、入肝、肺经。
用量用法　6 – 9 克。
功效口诀　云故纸名木蝴蝶，平肝止痛治胸胁，
　　　　　润肺止嗽与失音，胃脘疼痛气管急。

第二十四章　助消化药

饮食不节把食伤，脾胃运化不正常，
不思饮食脘腹胀，恶心呕吐面色黄。
小儿腹泻与疳积，胃中不和吐吞酸，
山楂神曲莱菔子，内金二芽五谷藏。

神曲

处方用名　恒曲、建曲。
性味归经　甘、辛、温。入脾、胃经。
用量用法　6－15克。
功效口诀　神曲辛甘而性温，健脾开胃水谷行，
　　　　　行气化痰消食积，泻痢胀满亦能平。

麦芽

处方用名　炒麦芽、大麦芽。
性味归经　甘、平。入脾、胃经。
用量用法　6－12克。
功效口诀　麦芽味甘其性平，能助胃气而上行，
　　　　　补脾宽肠生退乳，炒消食积理气行。

谷芽

处方用名　炒谷芽、生谷芽。
性味归经　甘、平。入脾、胃经。

用量用法　6－5克。

功效口诀　谷芽甘平入胃经，健脾化积食滞停，
　　　　　　生用和中炒消食，下气除热脚气灵。

山楂

处方用名　焦山楂、山楂炭。

性味归经　酸、甘、温。入脾、胃、肝经。

用量用法　6－12克。

功效口诀　山楂甘酸性微温、健脾行气散瘀停，
　　　　　　化痰消食除肉积，能洗漆疮痘疹平。

鸡内金

处方用名　炒内金。

性味归经　甘、平。入脾、胃、膀胱经。

用量用法　3－9克。

功效口诀　鸡内金甘而性平，能止遗尿通石淋，
　　　　　　健脾开胃消疳积，脘腹膨胀食滞凝。

莱菔子

处方用名　萝卜子、炒莱菔。

性味归经　辛、甘、平。入脾、胃、肺经。

用量用法　6－12克。

功效口诀　莱菔子平味甘辛，行气宽中化痰凝，
　　　　　　消食除胀能化积，咳嗽痰多喘气平。

五谷虫

处方用名　粪蛆。

性味归经　甘、苦、咸、寒。入脾、胃经。

用量用法　3－6克。

功效口诀　谷虫甘咸其性寒，能泻热积小儿疳，
　　　　　　毒痢作吐皆有效，消化不良小便泔。

第二十五章　驱虫药

不思饮食或善饥，嗜食异物腹如箕，
面黄肌瘦脐腹痛，定是虫积便可知。
槟榔雷丸使君子，芦荟鹤虱臭芜荑，
榧子大蒜八月扎，贯众阿魏獭肝医。

使君子

处方用名　使君肉、使君仁。
性味归经　甘、温。入脾、胃经。
用量用法　3－9克炒熟食每餐一粒。
功效口诀　使君甘温健脾雄，能除虚热杀三虫，
　　　　　小儿疳积之要药，泻痢尿浊功效宏。

苦楝根皮

处方用名　苦楝根皮。
性味归经　苦、寒。有毒。入肝、脾、胃经。
用量用法　6－9克。
功效口诀　苦楝根皮有毒寒，味苦能入脾胃肝，
　　　　　治疗蛔虫常用药，外敷头癣滴虫栓。

槟榔

处方用名　花槟榔、花大白、大腹子。

性味归经　辛、苦、温。入胃、大肠经。

用量用法　6－12克。

功效口诀　槟榔苦温入胃肠，利尿杀虫脚气尝，
　　　　　降气行痰消食积，里急后重是专长。

雷丸

处方用名　雷丸片、白雷丸。

性味归经　苦、寒。有小毒。入胃、大肠经。

用量用法　3－6克研粉吞服每日是1－2次。

功效口诀　雷丸有毒味苦寒，消积杀虫入胃肠，
　　　　　绦钩蛔丝虫有效，生研吞服最为良。

芦荟

处方用名　芦荟。

性味归经　苦、寒。入肝、胃、大肠经。

用量用法　1.5－6克。

功效口诀　芦荟苦寒入肝经，清热通便调月经，
　　　　　小儿疳积并鼻痒，凉肝明目及痫惊。

鹤虱

处方用名　北鹤虱、南鹤虱。

性味归经　苦、辛、平。有小毒。入脾、胃经。

用量用法　3－9克。

功效口诀　鹤虱辛苦而性平，能入脾胃杀虫行，
　　　　　乳食停滞食生米，虫积疼痛肚腹膨。

芜荑

处方用名　臭芜荑、白芜荑。

性味归经　辛、苦、温。入脾、胃经。

用量用法　3－6克。

功效口诀　芜荑辛苦而性温，杀虫消积入胃经，

散风除湿治疥癣，湿滞皮肤如虫行。

榧子

处方用名　香榧子。

性味归经　甘、涩、平。入胃、大肠经。

用量用法　9－15 克。

功效口诀　榧子甘平入胃肠，去蛊消积杀虫强，
　　　　　润肺止咳并白浊，能疗痔疮又助阳。

贯众

处方用名　贯仲。

性味归经　苦寒。有小毒。入肝、脾经。

用量用法　3－12 克。

功效口诀　贯众小毒味苦寒，清热解毒入脾肝，
　　　　　止血杀虫兼破积，能解漆毒防流感。

大蒜

处方用名　大蒜。

性味归经　辛、温。入胃、大肠经。

用量用法　9－15 克。

功效口诀　大蒜辛温入大肠，解毒杀虫止痢良，
　　　　　顿咳肺痨消痈肿，捣敷兰尾加硝黄。

阿魏

处方用名　阿魏。

性味归经　辛、平。入胃经。

用量用法　2－4 克。

功效口诀　阿魏性平而味辛，消积杀虫辟邪瘟，
　　　　　破症坚能消肉积，癥疟腹痛效勿轻。

獭肝

处方用名　獭肝。

性味归经　甘、咸、温。入肺、肝、肾经。

用量用法　3 – 6 克。

功效口诀　獭肝性温味咸甘，益阴止咳入肾肝，

　　　　　潮热盗汗肺结核，鱼鲠夜盲气痛肝。

八月札

处方用名　预知子。

性味归经　苦、寒。入肝、脾、胃经。

用量用法　9 – 15 克。

功效口诀　八月札甘性又寒，活血利气理胸膛，

　　　　　血吸虫病肝脾肿，肝胃气痛月经调。

第二十六章 补益药

第一节 补气药

补气药物有奇功，脾肺气虚补方雄，
周身倦怠气无力，食欲不振面不红。
咳嗽气短自盗汗，元气不足百病生，
芪术精药蜜扁草，饴枣童党人参。

党参

处方用名 台党参、潞党参。
性味归经 甘、平。入脾、肺经。
用量用法 9－15克。
功效口诀 党参甘平入肺脾，补中益气能升提，
　　　　 气虚不足并短气，益肺生津更健脾。

人参

处方用名 高丽参、缸参、吉林参、野山参、移山参。
性味归经 甘、微苦、微温。入肺、脾经。
用量用法 3－9克。
功效口诀 人参甘苦性微温，泻火益土且生津，
　　　　 夫补肺中真元气，虚劳内损脉绝生。

大众中医入门口诀

童参

处方用名　太子参、孩儿参。

性味归经　甘、微苦、平。入脾、肺经。

用量用法　9 – 30 克。

功效口诀　童参甘苦而性平，补脾止渴又生津，
　　　　　肺气不足兼自汗，病后虚烦热伤阴。

黄芪

处方用名　怖芪、筱皮、炙黄芪、绵黄芪。

性味归经　甘、微温。入脾、肺经。

用量用法　9 – 30 克。

功效口诀　黄芪苦温补肺脾，升阳固表汗自行，
　　　　　利水消肿排脓毒，中气下陷宫胃垂。

白术

处方用名　炒白术、焦白术、生白术、于术。

性味归经　甘、苦、温。入脾、胃经。

用量用法　30 – 12 克。

功效口诀　白术甘温而健脾，燥湿利水气血亏，
　　　　　止泻安胎治呕逆，固表止汗功效倍。

山药

处方用名　淮山药、怀山药、薯蓣。

性味归经　甘、平。入肺、脾、肾经。

用量用法　9 – 30 克。

功效口诀　山药甘平补脾经，强阴益肾梦遗精，
　　　　　赤白带下并消渴，脾虚泄泻及尿崩。

扁豆

处方用名　白扁豆、生扁豆、炒扁豆。

性味归经　甘、微温。入脾、胃经。

用量用法　3－15 克。

功效口诀　扁豆甘温气味香，补脾清热涤暑良，
　　　　　脾虚泄泻兼白带，化湿除烦养胃强。

甘草

处方用名　粉甘草、生甘草、炙甘草。

性味归经　甘、平。入十二经。

用量用法　3－12 克。

功效口诀　甘草能入十二经，益气生悸动心，
　　　　　生用泻火炙补益，调和药性缓急轻。

大枣

处方用名　红枣。

性味归经　甘、平。入脾经。

用量用法　3－10 枚。

功效口诀　大枣甘平能养神，补中益气润肺心，
　　　　　调和营卫生津液，中满之症忌入唇。

饴糖

处方用名　麦芽糖。

性味归经　甘、平。入脾、胃、肺经。

用量用法　30－60 克。

功效口诀　饴糖味甘而性平，缓痛补中入胃脾，
　　　　　中气虚乏寒腹痛，肺虚咳嗽痰气行。

蜂蜜

处方用名　白蜜。

性味归经　甘、平。入肺、脾、大肠经。

用量用法　9－30 克。

功效口诀　蜂蜜生凉能清热，熟温补中润燥结，

大便不通导之佳，肠滑中满不须啜。

黄精

处方用名　制黄精。

性味归经　甘、平。入脾、肺经。

用量用法　9－15克。

功效口诀　黄精甘平润肺心，四肢倦怠少精神，
　　　　　补脾益气填精髓，病后虚羸养胃阴。

羊乳参

处方用名　乳参、四叶参、山海螺。

性味归经：甘、平。入脾、肺经。

用量用法　15－30克。

功效口诀　羊乳参甘而性平，补气养阴入肺脾，
　　　　　产后体虚乳不足，疮疡肺痈配苡仁。

第二节　补血药

补血之药多甘平，面色萎黄耳聋鸣，
心悸健忘头眩晕，妇女血亏信不匀。
首乌桑椹乌须发，当归白芍可调经，
熟地阿胶枸杞子，芝麻人乳龙眼睛。

熟地

处方用名　大熟地、砂仁拌熟地。

性味归经　甘、微温。入心、肝、肾经。

用量用法　9－30克。

功效口诀　熟地甘温入心经，填髓滋肾补肝阴，
　　　　　聪耳明目生精血，劳伤胎产百病清。

当归

处方用名 全当归、当归身、当归尾。

性味归经 甘、辛、温。入肝、心、脾经。

用量用法 3 – 15 克。

功效口诀 当归甘温补脾心，活血止痛调月经，

养血补虚除风湿，胎前产后便秘凝。

白芍

处方用名 杭白芍、生白芍、炒白芍。

性味归经 酸、苦、微寒。入心、肝、脾经。

用量用法 6 – 15 克。

功效口诀 白芍微寒味苦酸，养血敛阴又柔肝，

心痞胁痛能解热，月经不调足挛欢。

阿胶

处方用名 阿胶珠、蛤粉炒阿胶、蒲黄炒阿胶。

性味归经 甘、平。入肺、肝、肾经。

用量用法 6 – 15 克。

功效口诀 阿胶甘平补肺肝，滋肾益血润燥干，

虚劳吐衄咳血用，肺痿阴虚胎不安。

何首乌

处方用名 生首乌、制首乌。

性味归经 苦、甘、涩。微温。入肝、肾经。

用量用法 9 – 15 克。

功效口诀 首乌甘温补肝弦，收敛精气阴疟痊，

养血祛风强筋骨，乌须黑发且延年。

枸杞子

处方用名 北枸杞。

性味归经　甘、平。入肝、肾经。

用量用法　6－15克。

功效口诀　枸杞甘平滋补肾，清肝明目治眩晕，

　　　　　肝肾不足阳事兴，生精助阳补虚峻。

龙眼肉

处方用名　桂园肉。

性味归经　甘、平。入心、脾经。

用量用法　6－12克。

功效口诀　龙眼甘平入心脾，益神长智养心机，

　　　　　思虑劳伤怔忡悸，肠风下血亦能医。

桑椹子

处方用名　桑椹。

性味归经　甘、微寒。入心、肝、肾经。

用量用法　6－15克。

功效口诀　桑椹子甘性微寒，滋阴补血入肾肝，

　　　　　聪耳明目乌须发，血虚肠燥便秘干。

黑芝麻

处方用名　黑芝麻。

性味归经　甘、平。入肝、肾、肺经。

用量用法　15－30克。

功效口诀　黑芝麻平而味甘，油脂量多润肺肝，

　　　　　肝肾不足须发白，津枯血少便燥干。

人乳汁

处方用名　人乳。

性味归经　甘、咸。入心、肝、脾、肺、肾经。

功效口诀　人乳甘咸润五脏，补虚润燥用之当，

　　　　　能止渴烦泽皮肤，大补血液此为上。

第二十六章　补益药

第三节　补阳药

补阳之壮元阳，真元不足保平康，
腰膝冷痛足无力，萎滑久泻便清长。
杜蓉蒺藿芦巴戟，兔茅肾脊胶角霜，
续茸碎益韭故纸，钟起胡河蚧锁阳。

肉苁蓉

处方用名　淡大云、漂大云。
性味归经　甘、咸、温。入肾、大肠经。
用量用法　6－15克。
功效口诀　苁蓉甘温咸入肾，能补命门火不峻，
　　　　　滋润五脏滑大肠，益髓强精助阳兴。

锁阳

处方用名　锁阳。
性味归经　甘、温。入肝、肾经。
用量用法　6－12克。
功效口诀　锁阳甘温入肝经，补肾壮阳能养筋，
　　　　　体虚便秘肠平燥，阳事不起早泄精。

巴戟天

处方用名　巴戟肉。
性味归经　辛、甘、微温。入肾经。
用量用法　6－12克。
功效口诀　巴戟辛甘入肾经，能治早泄及遗精，
　　　　　散风除湿腰膝痛，益精壮阳强骨筋。

菟丝子

处方用名　菟丝饼。

性味归经　甘、辛、平。入肝、肾经。

用量用法　9－15克。

功效口诀　菟丝甘平补肾经，壮骨强筋又益精，
　　　　　精寒余沥用之妙，养肝明目视力行。

鹿茸

处方用名　鹿茸片。

性味归经　甘、咸、温。入肝、肾经。

用量用法　1.5－3克多入丸散剂。

功效口诀　鹿茸甘温而助阳，生精补髓养血强，
　　　　　肝肾虚冷腰膝软，阳萎滑精急煎尝。

鹿角

处方用名　鹿角片。

性味归经　咸、温。入肝、肾经。

用量用法　4－9克。

功效口诀　鹿角味咸而性温，助阳补肾强骨筋，
　　　　　活血止痛消痈肿，腰脊酸痛能秘精。

鹿角胶

处方用名　鹿胶。又名白胶

性味归经　甘、温。入肝、肾经。

用量用法　6－12克。

功效口诀　鹿角胶甘平微温，能补下元止血崩，
　　　　　精血不足体弱瘦，吐衄咳血及阴疽。

鹿角霜

处方用名　角霜。

性味归经　甘、微温。入脾、肾经。

用量用法　9－12克。

功效口诀　鹿角霜甘性微温，可治血弱并寒精，

脾胃虚寒呕逆痛，食少便溏止漏崩。

破故纸

处方用名　补骨脂、黑故纸。
性味归经　辛、苦、温。入肾经。
用量用法　6 – 12 克。
功效口诀　破故纸温味苦辛，补肾固精遗尿频，
　　　　　脾肾两虚鸡鸣泻，能治白癜风更行。

杜仲

处方用名　川杜仲、炒杜仲、绵杜仲。
性味归经　甘、微辛、温。入肝、肾经。
用量用法　6 – 12 克。
功效口诀　牡种性温味甘辛，补肝健肾壮骨筋，
　　　　　养血安胎能降压，腰膝酸痛阳事兴。

续断

处方用名　川续断、六旦。
性味归经　苦、微温。入肝、肾经。
用量用法　6 – 12 克。
功效口诀　续断苦温补肾肝、跌打损伤腰脊酸，
　　　　　能通血脉续筋骨，崩带遗精胎不安。

狗脊

处方用名　金毛狗脊、毛犬。
性味归经　苦、甘温。入肝、肾经。
用量用法　6 – 12 克。
功效口诀　金毛狗脊甘苦温，腰膝疼痛能屈伸，
　　　　　强肾补肝除风湿，男子失溺女带崩。

沙苑蒺藜

处方用名　关蒺藜、潼蒺藜。
性味归经　甘、温。入肝、肾经。
用量用法　9－15克。
功效口诀　沙蒺藜甘而性温，固精缩尿入肾经，
　　　　　阳痿遗精并早泄，养肝明目头眼昏。

淫羊藿

处方用名　仙灵脾。
性味归经　辛、甘、温。入肝、肾经。
用量用法　6－12克。
功效口诀　淫羊藿辛甘而温，峻补肾阳壮骨筋，
　　　　　身受风湿肢麻木，阳萎茎痛夜遗精。

益智仁

处方用名　益智子。
性味归经　辛、温。入脾、肾经。
用量用法　3－9克。
功效口诀　益智辛温入肾经，能燥脾湿带浊崩，
　　　　　脾胃虚寒多涎唾，梦泄遗精缩尿灵。

骨碎补

处方用名　毛姜、猴姜。
性味归经　苦、温。入心、肾经。
用量用法　6－12克。
功效口诀　骨碎补温苦入心，活血舒络能固精，
　　　　　肾虚久泻及牙痛，筋伤骨折耳聋鸣。

胡芦巴

处方用名　胡芦巴。

性味归经　苦、大温。入肾经。

用量用法　3 – 9 克。

功效口诀　胡芦巴苦性大温，散寒止痛入肾经，

　　　　　虚冷疝瘕气偏坠，寒湿脚气暖命门。

韭子

处方用名　韭菜子。

性味归经　辛、甘温。入肝、肾经。

用量用法　5 – 9 克。

功效口诀　韭子性温味甘辛，阴茎强硬自流精，

　　　　　下元虚冷便失禁，肾衰阳痿白浊淋。

仙茅

处方用名　仙茅。

性味归经　辛、热。有小毒。入肾经。

用量用法　3 – 9 克。

功效口诀　仙茅辛热入肾经，壮阳补肾治寒精，

　　　　　遗尿滑泄起阳痿，祛寒除湿暖腰筋。

胡桃

处方用名　核桃仁、胡桃肉。

性味归经　甘、温。入肺、肾经。

用量用法　9 – 30 克。

功效口诀　胡桃甘温入肺经，补气益血能涩精，

　　　　　敛肺润肠兼定喘，腰膝冷痛浊石淋。

蛤蚧

处方用名　蛤蚧。

性味归经　咸、平。有小毒，入肺、肾经。

用量用法　9 – 15 克。

功效口诀　蛤蚧小毒性平咸，补肾入肺能化痰，

肾不纳气痨嗽喘，益精壮阳力非凡。

紫河车

处方用名	胎盘、人胞衣。
性味归经	甘、咸、温。入心、肺、肾经。
用量用法	3－6克，入丸散剂。
功效口诀	紫河车甘性咸温，益气养血入肾心， 男女虚痨并咳嗽，子宫萎缩梦遗精。

海狗肾

处方用名	腽肭脐。
性味归经	咸、热。入肝、肾经。
用量用法	普通用全具。
功效口诀	海狗肾咸而性温，壮阳补肾治寒精， 虚痨羸瘦腰膝软，精力衰竭阳不兴。

钟乳石

处方用名	石钟乳。
性味归经	甘、温。入肝、肾、肺经。
用量用法	水飞用3克。
功效口诀	钟乳石温其味甘，益精助阳入肾肝， 肺气虚损咳上逆，遗精阳痿乳不宽。

海参

处方用名	海参。
性味归经	甘、咸、温。入肾经。
用量用法	入药无定量。
功效口诀	海参甘温入肾经，补血壮阳益髓精， 虚火上炎大便燥，消痰缩尿溃生蛆。

　　注：溃生蛆是外贴溃疡生蛆处

阳起石

处方用名　羊起石。

性味归经　咸、温。入肾、命门经。

用量用法　3－9克。

功效口诀　阳起石咸性微温，能壮肾阳补命门，

　　　　　女子宫寒久不育，肾虚阳痿症瘕崩。

第四节　补阴药

滋阴之药补肾阴，润燥增液且生津，

五心潮热颧红赤，干咳咯血梦遗精。

沙参玉竹天冬麦，龟板鳖甲及女贞，

石斛百合旱莲草，龟胶冬虫草同情。

沙参

处方用名　南沙参、北沙参。

性味归经　甘、徽寒。入肺、胃经。

用量用法　9－15克。

功效口诀　沙参味甘性微寒，润沛正咳养胃强，

　　　　　久咳无痰声嘶哑，寒结肺中勿与尝。

天冬

处方用名　天门冬。

性味归经　甘、微苦、寒。入肺、肾经。

用量用法　3－9克脾虚便溏忌用。

功效口诀　天冬甘寒入肺经，清热降火能养阴，

　　　　　滋肾润燥治消渴，痰中带血干嗌咽。

麦冬

处方用名　麦门冬、杭寸冬。

性味归经　甘、微苦、微寒。入心、肺、胃经。

用量用法　6–12克。

功效口诀　麦冬甘寒入心经，消痰止嗽又生津，
　　　　　养阴清哥除烦热，肺萎经枯用之灵。

玉竹

处方用名　玉竹、葳蕤。

性味归经　甘、平。入肺、胃经。

用量用法　6–12克。

功效口诀　玉竹甘平入胃经，润肺消痰又滋阴，
　　　　　男子湿流腰胯痛，女人黑█面瘢清。

石斛

处方用名　鲜石斛、金钮石斛。

性味归经　甘、微寒。入肺、胃、肾经。

用量用法　6–12克鲜用加倍。

功效口诀　石斛甘寒肺肾经，生津清热养胃阴，
　　　　　温热病后之要，虚热盗汗口干灵。

百合

处方用名　白百合。

性味归经　甘、微寒。入心、肺经。

用量用法　9–15克。

功效口诀　百合甘平润肺经，清热嗽且宁心，
　　　　　益气调中止涕泪，伤寒百合病安宁。

女贞子

处方用名　冬青子。

性味归经　甘、苦、平。入肝、肾经。

用量用法　6–15克。

功效口诀　女贞子甘而性平，补肾养肝能益精，

强腰健膝乌须发，两目昏花及耳鸣。

旱莲草

处方用名　墨旱莲、鲤肠。
性味归经　甘、酸、平。入肝、肾经。
用量用法　9－15克。
功效口诀　旱莲性平味甘酸，凉血止血入肾肝，
　　　　　吐衄便血及崩漏，须发旱白服亦安。

鳖甲

处方用名　醋炒鳖甲、生鳖甲。
性味归经　咸、微寒。入肝、脾、肾经。
用量用法　9－30克、宜先煎。
功效口诀　鳖甲咸平入肝经，消痞堕胎逐瘀停，
　　　　　软坚散结肝脾肿，阴虚劳热并骨蒸。

龟板

处方用名　炙龟板、败龟板。
性味归经　咸、甘、平。入心、肝、肾经。
用量用法　9－30克宜先煎。
功效口诀　龟板甘平肝肾心，滋阴潜阳能消症，
　　　　　阴虚阳亢关眩晕。

龟板胶

处方用名　龟胶。
性味归经　甘、咸、平。入肝、肾、心经。
用量用法　3－9克。
功效口诀　龟板胶甘性又平，劳热咳血并漏崩，
　　　　　肾阴虚损足痿弱，孤阳汗出脱之阴。

冬虫夏草

处方用名　冬虫草。

性味归经　甘、平。入肺、肾经。

用量用法　3－6克。

功效口诀　冬虫夏草甘而平，秘精益气补命门，
　　　　　肺痨咯血盗自汗，夏草绝育孕难成。

第二十七章 收涩药

滑脱之症自汗多，久咳虚劳泻痢瘵，
肝肾不足精滑泄，红崩白带起沉疴。
山萸五味乌盆子，禹蛸金莲芡脂诃，
莲须倍没白果肉，浮海麻根勿琢磨。

山茱萸

处方用名　枣皮、山萸肉。
性味归经　酸、涩、微温。入肝、肾经。
用量用法　6－12克。治大汗亡阴，可增至30－60克。
功效口诀　山茱萸酸涩微温，补肝益肾能固精，
　　　　　腰膝蘡软头眩晕，汗出亡阳功效勋。

五味子

处方用名　北五味。
性味归经　酸、温。入肺、肾经。
用量用法　3－6克。
功效口诀　五味性温五味因，敛肺滋肾且生津，
　　　　　久咳失音气喘息，肾虚滑精遗尿频。

复盆子

处方用名　复盆子。
性味归经　甘、酸、微温。入肝、肾经。

用量用法　6－9 克。

功效口诀　复盆微温味甘酸，固精缩尿入肾肝，
　　　　　两目昏花视力减，滑遗早泄阳痿欢。

桑螵蛸

处方用名　桑蛸。

性味归经　甘、成、平。入肝、肾经。

用量用法　3－9 克或入丸散剂。

功效口诀　桑螵蛸咸甘性平，入肝补肾治遗精，
　　　　　小儿梦中多遗尿，五淋白浊性不兴。

金樱子

处方用名　金樱子。

性味归经　酸、平。入肾、膀胱、大肠经。

用量用法　9－15 克、单用多制成膏剂。

功效口诀　金樱酸平入肾膀，脾虚久泻能涩肠，
　　　　　缩尿固精治白蒂，无梦滑精用最良。

乌梅

处方用名　肥乌梅、乌梅肉、乌梅炭。

性味归经　酸、平。入肝、脾、肺、大肠经。

用量用法　6－12 克，止泻宜炒炭。

功效口诀　乌梅酸平敛肺金，涩肠止泻又生津，
　　　　　消渴杀虫治久咳，能敷胬肉鸡眼睛。

诃子

处方用名　诃藜勒、诃子肉、煨诃子。

性味归经　苦、酸、温、平。入肺、胃、大肠经。

用量用法　3－9 克。

功效口诀　诃子酸涩而性温，涩肠敛肺咳失音，
　　　　　崩漏带下胎船欲动，久泻脱肛不耽心。

肉蔻

处方用名　肉豆蔻、煨肉蔻。
性味归经　辛、温。入脾、胃、大肠经。
用量用法　3－9 克。
功效口诀　肉蔻辛温入大肠，温脾燥湿止痢良，
　　　　　脾肾虚寒五更泻，胃寒腹痛用不妨。

莲子

处方用名　湘莲肉、建莲米。
性味归经　甘、涩、平。入脾、肾、心经。
用量用法　9－15 克。
功效口诀　莲子甘平养肾心，涩肠补脾且固精，
　　　　　清心除烦开胃口，兼治噤痢及浊淋。

莲须

处方用名　建莲须。
性味归经　甘、涩、平。入心、肾经。
用量用法　3－6 克。
功效口诀　莲须甘平味又涩，清心健胃且止血，
　　　　　乌须黑发而固精，复止梦泄遗精切。

芡实

处方用名　苏共实、鸡头。
性味归经　甘、涩、平。入脾、肾经。
用量用法　3－15 克。
功效口诀　芡实甘平入肾经，能治梦遗并滑精，
　　　　　脾虚泄泻疗带浊，益精强志耳目清。

赤石脂

处方用名　石脂。

性味归经　甘、酸、涩、温。入胃、大肠经。

用量用法　9－15克、外用适量。

功效口诀　赤石脂甘酸性温，涩肠止泻治漏崩，
　　　　　久泻脓血并肛脱，养心益气目眩昏。

白果

处方用名　银杏。

性味归经　：甘、苦、涩、平。有小毒。入肺经。

用量用法　6－9克或5－10枚。

功效口诀　白果甘苦涩而平，祛痰定喘入肺经，
　　　　　缩尿杀虫止白带，叶降血压病冠心。

乌贼骨

处方用名　海螵蛸。

性味归经　咸、微温。入肝、肾经。

用量用法　6－15克，外用适量。

功效口诀　海螵蛸咸性微温，能入肝肾破血症，
　　　　　敛肉生肌除目翳，崩带遗精胃溃轻。

麻黄根

处方用名　麻黄根。

性味归经　甘、平。入肺经。

用量用法　3－9克。

功效口诀　麻黄根味甘性平，能固腠理入肺经，
　　　　　阴虚内热盗自汗，产后虚汗亦且行。

浮小麦

处方用名　浮麦。

性味归经　甘、凉。入心经。

用量用法　9－15克。

功效口诀　浮小麦凉甘入心，阴虚自汗治骨蒸，

阳虚自汗均能治，更疗病后耗液津。

椿根皮

处方用名　椿根白皮。

性味归经　苦、涩、寒。入胃、大肠经。

用量用法　3－9克。

功效口诀　椿根皮涩苦性寒，清热燥湿入胃肠，
　　　　　湿热痢疾赤白带，遗精便血杀虫强。

五倍子

处方用名　文蛤，百虫仑、百药煎。

性味归经　酸、成、平。入肺、胃、大肠经。

用量用法　3－6克。

功效口诀　五倍子酸成性平，敛肺涩肠又生津，
　　　　　化痰止咳疗泻痢，五痔下血脱肛灵。

禹余粮

处方用名　白余粮、禹粮石。

性味归经　甘、成、涩、寒。入脾、胃、大肠经。

用量用法　6－9克。

功效口诀　禹余粮甘成涩寒，固补下焦能涩肠，
　　　　　赤白带下宫出血，泄泻日久服亦良。

没食子

处方用名　没食子、无食子。

性味归经　苦、温。入肺、脾、肾经。

用量用法　6－9克

功效口诀　没食子苦而性温，安神益气能生津，
　　　　　肠虚冷滑赤白痢，口疮牙痛含此平。

第二十八章　涌吐药

痰邪壅塞在胸中，不往下行气上冲，
误服砒霜食中毒，顽痰喉痹骨糟风。
净藜芦和甜瓜蒂，鼻中息肉胆矾攻，
草乌常山胡桐泪，诸药涌吐力无穷。

甜瓜蒂

处方用名　香瓜蒂。
性味归经　苦、寒。
用量用法　3－4克。
功效口诀　甜瓜蒂苦其性寒，吐痰下水去肢浮，
　　　　　鼻中息肉并黄疸，风眩头痛癫痫喉。
　　　　　注：甜瓜蒂得元寸细辛去鼻中患肉。不闻香臭。

草乌

处方用名　草乌头。
性味归经　辛、温。有大毒。入肝、脾、肺经。
用量用法　3－6克。
功效口诀　草乌味辛而性温，吐痰搜风通络经，
　　　　　关节疼痛肢麻木，恶风寒冷痰包心。

常山

处方用名　熟常山、鸡骨常山。
性味归经　辛、苦、寒。有毒。入肝、脾经。
用量用法　3-6克。
功效口诀　常山辛苦又寒川，引吐行水去痰坚，
　　　　　专治诸疟并积食，杀虫疗蛊此占先。

藜芦

处方用名　山葱。
性味归经　辛、苦、寒。有毒。入肝、肺、胃经。
用量用法　1克。
功效口诀　藜芦辛苦而性寒，风痰上壅催吐强，
　　　　　能吐一切恶毒物，外用疮疥杀虫良。

胡桐泪

处方用名　胡桐泪。
性味归经　苦、寒。入胃经。
用量用法　3-6克。
功效口诀　胡桐泪苦性大寒，能吐砒毒力最强，
　　　　　风热牙痛并糟骨，瘰疬非此不能完。

胆矾

处方用名　石胆。
性味归经　酸、辛、寒。入肝、胃经。
用量用法　3-6克。
功效口诀　胆矾性寒味辛酸，催吐腐蚀阴道疳，
　　　　　顽痰喉痹病欲死，鼻中息肉牙痛钻。

第二十九章　外用药

外用药物毒性强，消肿定痛治疮疡，
化腐生肌敛止血，涂敷薰洗吹点方。
银铅硼轻砒樟竭，甘矾茶酥马硫黄，
雄藤石灰大鳖子，硇砂蜂螫香蛇床。

硫黄

处方用名　制硫黄。
性味归经　酸、温。有毒。入肺、大肠经。
用量用法　内服 1.5 – 3 克，外用适量量。
功效口诀　硫黄酸温补肾阳，老人虚秘服通肠，
　　　　　处用杀虫疮疥癣，脾胃虚寒冷泻良。

雄黄

处方用名　雌黄、腰黄。
性味归经　辛、温。有毒。入肝、胃经。
用量用法　内服每次 1 分。
功效口诀　雄黄有毒味辛温，辟邪解毒入胃经，
　　　　　诸疮疥癣百虫杀，肝风眩晕用必轻。

水银

处方用名　水银、活宝。

性味归经　辛、寒。有毒。入心、肝、肾经。

用量用法　专供外用、外用每剂脓度不超过 50%。

功效口诀　水银辛寒毒性强，以毒攻毒杀虫良，

　　　　　各种皮肤疮疥癣，杨梅疮毒用不妨。

轻粉

处方用名　汞粉、水银粉。

性味归经　辛、寒。有毒。入肾、大肠、膀胱经。

功效口诀　轻粉有毒味辛寒，能入膀胱肾大肠，

　　　　　杨梅疮毒之要药，痰涎积滞水胀良。

铅丹

处方用名　黄丹、京丹、广丹。

性味归经　辛、微寒。有毒。入肝、脾经。

功效口诀　铅丹有毒辛微寒，归经能入脾与肝，

　　　　　拔毒生肌制膏药，疮疡肿溃贴之安。

砒石

处方用名　人言、信石、红砒、白砒、制砒霜。

性味归经　辛、酸。大热。有大毒。入肺经。

功效口诀　砒石大毒热酸辛，蚀痰平喘入肺经，

　　　　　外用蚀疮能去腐，瘰疬痔疮搽必轻。

硼砂

处方用名　月石、西月石。

性味归经　甘、咸、凉。入肺、胃经。

功效口诀　硼砂甘咸而性凉，能入肺胃解毒强，

　　　　　喉科眼科常用药，口舌生疮搽最良。

炉甘石

处方用名　煅甘石。

性味归经　甘、平。入肝、脾、肺经。

功效口诀　甘石性平其味甘，目赤翳障大可观，
　　　　　生肌去腐且解毒，皮肤湿疹搽亦安。

樟脑

处方用名　潮脑。

性味归经　辛、热。有毒。入心经。

功效口诀　樟脑有毒热味辛，开窍辟秽入心经，
　　　　　外用杀虫能消肿，神志昏迷服即平。

明矾

处方用名　白矾、枯矾。

性味归经　酸、寒。入脾经。

用量用法　1.5－3克。

功效口诀　明矾酸寒入脾经，燥湿杀虫肛挺阴，
　　　　　内服痰壅癫痫厥，止血止泻治漏崩。

蛇床子

处方用名　蛇床子。性味归经　辛、苦、温。入肾经。

用量用法　3－9克。

功效口诀　蛇床辛苦温肾经，阴道滴虫洗之轻，
　　　　　温肾壮阳治阳痿，宫冷不孕亦称心。

孩儿茶

处方用名　珠儿茶。

性味归经　苦、涩、平。入肺经。

功效口诀　孩儿茶苦涩性平，敛疮止痛入肺经，
　　　　　外伤☆血并跌打，清热生津烦渴宁。

血竭

处方用名　麒麟竭、木血竭。

性味归经　甘、咸、平。入肝、心包经。
用量用法　1－2克。
功效口诀　血竭性平味咸甘，生肌止血入包肝，
　　　　　跌打损伤散瘀血，产后恶阻亦能安。

蟾酥

处方用名　蟾酥。
性味归经　甘、辛、温。有毒。入心、胃经。
功效口诀　蟾酥有毒辛甘温，攻毒消肿入胃心，
　　　　　暑热秽浊呕吐泻，痈疽疮肿痛喉咽。

大枫子

处方用名　大枫子。
性味归经　辛、热、有毒。入肝、脾、肾经。
功效口诀　大枫子毒热味辛、祛风去湿杀虫行，
　　　　　麻风疥癣之要药，兼治杨梅疮毒疔。

木鳖子

处方用名　土木别。
性味归经　苦、微甘、温。有毒。入肝、脾、胃经。
功效口诀　木鳖有毒甘苦温，消积散肿毒疮疔，
　　　　　恶疮痔瘤乳痈痛，瘰疬泻痢亦可行。

藤黄

处方用名　月黄、玉黄。
性味归经　酸、涩。有毒。
功效口诀　藤黄有毒酸且涩，杀虫解毒无他说，
　　　　　磨涂顽癣敛金疮，无名肿毒均敷得。

马钱子

处方用名　番木鳖、马前。

性味归经　苦、寒。有毒。入肝、脾经。

功效口诀　马钱子名番木鳖，通经止痛能散结，
　　　　　苦寒有毒入脾肝，经络拘挛祛风湿。

露蜂房

处方用名　蜂窝、蜂房。

性味归经　甘、平。有毒。入肝、胃经。

用量用法　2 – 9 克。

功效口诀　露蜂房毒性平甘，解毒杀虫入胃肝，
　　　　　龋齿疼痛煎水漱，皮肤搔痒洗之安。

斑蝥

处方用名　斑蟊。

性味归经　辛、寒。有毒。入肝经。

功效口诀　斑蝥有毒性寒辛，破症散结入肝经，
　　　　　腐蚀恶肉并瘰疬，近因毒大用非轻。

石灰

处方用名　陈石灰。

性味归经　辛、温。有毒。入肝、脾经。

功效口诀　石灰有毒辛性温，解毒止血蚀痣疔，
　　　　　烧烫创伤并出血，不作内服表分明。

松香

处方用名　松香。

性味归经　苦、甘、温。入肝、脾经。

功效口诀　松香性温味苦甘，生肌止血排脓疮，
　　　　　头疡白秃兼疥癣，为末油调搽必安。

硇砂

处方用名　硇砂。

性味归经　咸、苦、辛、温。有毒。

功鼓口诀　硇砂辛苦咸性温，消积祛瘀破癥症，
　　　　　　噎膈反胃磨胬翳，宫鼻息肉痈毒疔。

第三十章　治毒蛇咬伤药

毒蛇咬伤蚤半边，一枝黄花八角莲，
杠板归与地耳草，蛇泡草和石见穿。

蚤休

处方用名　　重楼、七叶一枝花、红蚤休。昌河车。
性味归经　　苦、微寒。有小毒。入肝经。
用量用法　　9 – 15 克。
功效口诀　　七叶枝花苦微寒，清热解毒能入肝，
　　　　　　毒蛇咬伤疮疡肿，高热痉厥乳癌团。

半边莲

处方用名　　半边莲。
性味归经　　甘、淡、微寒。入心、小肠、肺经。
用量用法　　15 – 30 克。
功效口诀　　半边莲甘淡微寒，解毒入心肺小肠，
　　　　　　蛇咬蜂螫痛麻木，肝腹水肿胃癌肠。

一枝黄花

处方用名　　山马兰。
性味归经　　辛、苦、微寒。入肝、胆经。
用量用法　　15 – 20 克。
功效口诀　　一枝黄花辛苦寒，清热解毒治咽喉，

风热感冒并咳嗽，毒蛇咬伤亦可尝。

杠板归

处方用名　三角草、蛇见怕、急解索。
性味归经　苦、平。
用量用法　15－30克，多用鲜品捣烂，加水或甜酒调敷
局部。
功效口诀　杠板归苦而性平，慢性肾炎用此行，
　　　　　毒蛇咬伤出血症，湿疹皮炎服亦宁。

蛇莓

处方用名　蛇泡草。
性味归经　甘、淡、微寒。
用量用法　9－15克。
功效口诀　蛇莓甘淡性微寒，咽喉肿痢及疮疡，
　　　　　凉血散瘀多癌肿，无名肿毒蛇咬伤。

八角莲

处方用名　八角莲、八角盘。
性味归经　辛、苦、温。有毒。入肺经。
用量用法　3－9克。
功效口诀　八角莲温苦而辛，毒蛇咬伤乏健兵，
　　　　　跌打损伤能止血，风湿痹痛亦可平。

地耳草

处方用名　田基黄。
性味归经　甘、淡、微寒。入肝经。
用量用法　15－30克。
功效口诀　地耳草微寒淡甘，清热利湿黄疸肝，
　　　　　湿温伤寒蛇咬痛，外伤瘀积敷即安。

紫参

处方用名　石见穿。

性味归经　苦、辛、平。

用量用法　9 – 30 克。

功效口诀　繁参性平味苦辛，活血止痛强骨筋，
　　　　　毒蛇咬伤并瘤肿，急慢肝炎白带停。

第三十一章　治肿瘤药

肿瘤药物半枝莲，龙葵喜术吉利先，
长春猕猴蛇舌草，黄药慈菇猪殃填。

半枝莲

处方用名　牙刷草、并头草。
性味归经　苦、微寒。入肝、肺经。
用量用法　15－30克。
功效口诀　半枝莲苦性微寒，能治肝肺癌结肠，
　　　　　活血消肿伤打跌，肝硬水蛇咬伤。

黄药子

处方用名　黄独。
性味归经　苦、平。有小毒。入肝、心经。
用量用法　9－15克。
功效口诀　黄药子苦而性平，软坚散结入肝心，
　　　　　多种癌症并出血，止咳平喘及瘤瘿。

喜树

处方用名　喜树。
性味归经　苦、寒。有小毒。
用量用法　3－9克。
功效口诀　喜术有毒味苦寒，食道胃癌功效强，

膀胱癌及子宫颈，疮痈初起用亦臧。

龙葵

处方用名　龙葵。
性味归经　苦、甘、微寒。有小毒。
用量用法　9－15克。
功效口诀　龙葵微寒味苦甘，解毒清热治癌肝，
　　　　　胃食道癌兼阑尾，皮肤搔痒用亦欢。

农吉利

处方用名　野百合。
性味归经　甘、温。
功效口诀　农吉利甘而性温，破血祛瘀抗癌灵，
　　　　　皮肤阴茎癌宫颈，鲜品捣烂外敷行。

长春花

处方用名　长春花。
性味归经　苦、凉。
用量用法　3－6克。
功效口诀　长春花苦而性凉，恶性淋巴瘤用良，
　　　　　肝阳上亢高血压，肝风内动可煎尝。

白花蛇舌草

处方用名　蛇舌草。
性味归经　甘、淡、微寒。入胃、大小肠经。
用量用法　15－30克。
功效口诀　白花蛇舌草淡寒，解毒入胃大小肠，
　　　　　清热利湿治黄疸，肝胃食道癌服良。

山慈姑

处方用名　山慈姑。

性味归经　甘、微辛、寒。有小毒。入肝、胃经。

用量用法　3－9克。

功效口诀　山慈姑寒味辛甘，散结解毒入胃肝，
　　　　　瘰疬结核疮痈肿，乳宫肺食癌用宽。

白英

处方用名　白英。

性味归经　苦、微寒。入肝、胃经。

用量用法　9－15克。

功效口诀　白英入肝胃苦寒，可治肿瘤及疮疡，
　　　　　咽喉肿痛能清热，利水消肿功效良。

猪殃殃

处方用名　猪殃殃。

性味归经　辛、微寒。

用量用法　15－30克。

功效口诀　猪殃殃寒而味辛，疮疖痈肿配公英，
　　　　　肠痈腹痛兼癌肿，水湿肿满小便淋。

猕猴桃

处方用名　猕猴桃。

性味归经　酸、涩、凉。入肾、胃经。

用量用法　15－30克。

功效口诀　猕猴桃酸涩性凉，祛风除湿治疸黄，
　　　　　解毒清热疗癌症，更对胃肠道癌良。

第三十二章　其它动物药

田螺

处方用名　螺蛳。
性味归经　甘、成寒。入膀胱、胃、肠经。
功效口诀　田螺味甘成性寒，利湿清热止口干，
　　　　　醒酒且利大小便，噤口毒痢贴脐安。

海马

处方用名　水马、龙落子。
性味归经　甘、温。入肺、肾经。
功效口诀　海马甘温入肺经，补肾壮阳消瘕症，
　　　　　跌打损伤能续骨，难产气痛性欲兴。

玳瑁

处方用名　文甲。
性味归经　甘、寒。入心、肝经。
用量用法　9－15克。
功效口诀　玳瑁味甘而性寒，解毒清热能潜阳，
　　　　　小儿惊风和痈肿，高热神昏并发狂。

鸭

处方用名　鸭。

性味归经　甘、寒。入肺、肾经。

功效口诀　鸭能入肺与肾经，味甘性冷而滋阴，

　　　　　总为虚劳之圣药，补虚止嗽除骨蒸。

猪肉

处方用名　猪肉。

性味归经　甘、咸、寒。入脾、胃、肾经。

功效口诀　猪肉咸寒其味甘，五脏能补镇心安，

　　　　　虽然老弱均宜服，风寒泄泻不可观。

鲤鱼

处方用名　乌鲤。

性味归经　甘、平。入脾、胃经。

功效口诀　乌鲤味甘其性平，能下水肿便能清，

　　　　　脚气黄疸服更妙，妊娠水肿用之灵。

羊肉

处方用名　羊肉。

性味归经　膻、温。入胃经。

功效口诀　羊肉甘温补虚劳，能入气血壮阳道，

　　　　　开胃健脾最有功，筋能补胃骨磨翳。

乌骨鸡

处方用名　黑脚鸡。

性味归经　甘、平。入肝、肾、肺经。

功效口诀　乌鸡属木骨属水，补虚劳兮益肝肾，

　　　　　退热消渴噤口宜，兼治崩带血分病。

大众中医入门口诀

附李东垣著原药性赋

一、寒性

诸药赋性，此类最寒。犀角解乎心热，羚羊清乎肺肝，泽泻利水通淋而补阴不足，海藻散瘿破气而治疝何难。闻之菊花能明目而清头风，射干疗咽闭而消痈毒。薏苡理脚气而除风湿，藕节消瘀血而止吐衄。瓜蒌子下气润肺喘兮，又且宽中，车前子止泻利小便兮，尤能明目。是以黄柏疮用，兜铃嗽医，地骨皮有退热徐蒸之效，薄荷叶宜消风清肿之施。宽中下气，枳壳缓而枳实速也，疗肌解裹，干葛先而柴胡次之。百部治肺热，咳嗽可止，栀子凉心肾，鼻衄最宜。玄参治热结毒痈，清利咽膈，升麻消风热肿毒，发散疮痍，尝闻腻粉抑肺而敛肛门，全箔镇心而安魂魄。茵陈主黄疸而利水，瞿麦活热淋之有血，朴硝通大肠，破血而疗痰癖，石膏治头痛，解肌而消烦渴。前胡除内外之痰实，滑石利六腑之涩结。天门冬止嗽，补血涸而润肝心，麦门冬清心，解烦渴而除肺热。又闻治虚烦除哕呕，须用竹茹，通秘结导瘀血，必资大黄，宣黄连治冷热之痢，又厚肠胃而止泻，淫单藿疗风寒之痹，且补阴虚而劝阳，茅根止血与吐衄，石苇通淋于小肠，熟地黄补虚且疗虚损，生地黄宣血更医眼疮，赤芍药破血而疗腹痛，烦热亦解，白芍药补虚而生新血，退热尤良，若乃消肿满逐水于牵牛，除毒热杀虫于贯众。金铃子治疝气而补精血，萱草根治五淋而消乳肿。

侧柏叶治血山崩漏之疾，香附子理血气妇人之用，地肤子利膀胱，可洗皮肤之风，山豆根解热毒，能止咽喉之痛，白薇皮去风治筋弱，而疗足顽痹，旋复花明日治头风，而消痰嗽壅，又况荆芥穗清头目便血，疏风散疮之用，瓜蒌根疗黄疸毒痈，消渴解痰之忧，地榆治崩漏，止血止痢，昆布破疝气，散瘿散瘤，疗伤寒，解虚烦，淡竹叶之功，除结气，破瘀血，牡丹皮之用，知母止嗽而骨蒸退，牡蛎涩精而虚汗收。贝母清痰止咳嗽而利心肺，桔醒下气利胸膈而治咽喉，若夫黄芩浩诸热，兼主五淋，槐花治肠风，亦医痔痢，常山理痰结而治温疟，葶苈泻肺热而通水气，此六十六种，药性之寒，又当者圈经以博其，所治，现夫方书以拳英所用焉，英庶几矣。

二、热性

药有温热，又当审详，欲温中以荜拨，用发散以生姜，五味子止嗽痰，且滋肾水，膃肭脐（即海狗肾）疗痨瘵，更壮元阳，原夫川芎祛风湿，补血清头，续断治崩漏，益筋强脚。麻黄发汗以疗咳嗽，韭予助阳而医白浊。川乌破积，有消痰治风痹之功，天雄散寒，为去湿功阳精之药。现夫川椒逐下，干姜暖中，胡芦巴活虚冷之疝气，生卷柏破症瘕而通血。白术消痰壅、温胃、兼止吐泻，菖蒲开心窍、散冷，更治耳聋，丁香快脾胃而止吐逆，良姜止心气痛之攻冲，肉苁蓉填精益肾，石硫黄暖胃驱虫，胡椒主去疲而除冷，秦椒主攻痛而祛风，吴茱萸疗心腹之冷气，灵丹砂定心脏之怔忡，盖夫散肾冷，助脾胃，须荜澄茄，疗心痛，破积聚，用蓬莪术，缩砂止吐泻，安胎，化酒食之荆，附子疗虚寒，反胃，牡元阳之力，白豆蔻治冷泻，疗痈止痛于乳香，红豆蔻止吐酸，消血杀虫于干漆。岂不知鹿茸生精血，腰脊崩漏之均补，虎骨壮筋骨，寒湿毒风之并祛，檀香定霍乱，而心气之疼愈，鹿角秘精髓，而腰脊之痛除。消肿益血于米醋，下气散寒于紫苏。扁豆劝脾，则酒有行药破血之用，麝香开窍，则葱为通申发汗之需。尝观五灵脂治崩漏，理血气之刺痛，麒麟竭止血出，疗金疮之折伤。海马壮阳以助肾，当归补虚而养血。乌贼骨止带下，且除崩漏目翳，鹿角胶住血崩，能补虚羸劳绝。白花蛇治瘫痪，除风痒之癞疹，乌稍蛇疗不仁，去疮癞之风热。乌药有治冷气之理，禹奈辕乃疗崩漏之困。巴豆利痰水，能破积热，独活疗诸风，不论久新。山茱萸治头晕遗精之药，白石英医咳嗽吐脓之人。厚朴温胃而去呕胀，消痰亦验，肉桂行血而疗心癫，止汗如神。是则鲫鱼有温胃之功，伐赭乃镇肝之剂。沉香下气补肾，定霍乱之心痛，橘皮开胃祛痰，导壅滞之逆气。此六十种药性之热，又当博本草而取治焉。

三、温性

温药总括，医家囊谱。未香理乎气滞，半夏主子湿痰，苍术治目盲，燥脾去漫宜用，萝卜去膨胀，下气制面尤堪。况夫钟乳粉补肺气，兼疗肾虚，音盐治腹痛，且滋肾水。山药而脾虚能医，阿胶而痢嗽皆止。赤石脂治精浊而止泻，兼补崩中，阳起石暖子宫以壮阳，更疗阴痿。诚以紫苑治嗽，防风祛风。苍耳予透脑止涕，威灵仙宣风通气，细辛去头风，止嗽而疗齿痛，艾叶治崩漏，安胎而医痢红。羌活明目祛风，除筋挛肿痛，白芷止崩治肿，疗痔漏疮痈。若乃红蓝花通经，治产后恶血之余，弼寄奴散血，疗烫火全疮之苦。减风湿之痛则茵芋叶，疗折伤之症则膏碎补。藿香叶辟恶气而定霍乱，草果仁温脾胃而止呕吐，巴戟天治阴疝白浊，补髀尤滋，玄胡索理气痛血凝，调经有功，尝闻款冬花润肺，去痰嗽以定喘，肉豆蔻温中，止霍乱而助脾，抚芎定经络之痛，何首乌治疮疥之资。姜黄能下气，破瘀血之积，防己宜消肿，去风湿之施。藁本除风，主妇人荫痛之用，仙茅益肾，挟元气虚弱之衰，乃若破故子温肾，补精髓与劳伤，宣未瓜入肝，疗脚气并水肿，杏仁润肺燥止嗽之剂，茴香治疝气髀痛之用，诃子生津止渴，兼疗滑泄之痾，秦艽攻风逐水，又除肢节之痛，槟榔裕痰还水，而杀

附李东垣著原药性赋

寸白虫，杜仲益肾添精，而去腰膝肿，当知紫石英疗惊悸崩中之痰，橘核仁治腰痛疝气之㿉（音颠，病也），金樱子兮涩遗精，紫苏子兮下气涎，淡豆豉发伤寒之表，大小蓟除诸血之鲜，益智安神，治小便之频数，麻仁润肺，利六腑之燥坚，抑又闻补虚弱，排疮脓，莫若黄芪，强腰脚，壮筋骨，无如狗脊，菟丝子补肾以明目，马蔺花治疝而有益，此五十四种，药性之温，更宜拳圈经，而默识也。

四、平性

详论药性，平和性存。以硇砂而去积，用龙齿以安魂。音皮快膈除膨胀，且利脾胃，芡实益精治白浊，兼补真元。原夫木贼草去目翳，崩漏亦医，花蕊石治金疮，血行则却。决明和肝气，治眼之剂，天麻主头眩，祛风之药。甘草和诸药而解百毒，盖以性乎，石斛平胃气而补肾虚，更医脚弱。现夫商陆治肿，覆盆益精。琥珀安神而破血，朱砂镇心而有灵。牛膝强足补精，兼疗腰痛。龙骨止汗定喘，更治血崩。甘松理风气而痛止，蒺藜疗风疮而目明。人拳润肺宁心，开脾助胃，蒲黄止崩治衄，消瘀调经，岂不知南星醒脾，去惊风吐痰之忧，三棱破积，除血块气滞之娃。没食子主泄泻而神效，皂角治风痪而响应。桑螵蛸疗遗精之泄，鸭头血医水肿之盛。蛤蚧治劳嗽，牛蒡子琉风壅之疲。全蝎主风瘫，酸枣仁去怔忡之病。尝闻桑寄生益血安胎，且活腰痛，大腹子去膨下气，亦令胃和。小草、远志俱有宁心之妙，木通、猪苓尤为利水之多。莲肉有清心醒脾之用，没药乃治疮散血之科。郁李仁润肠宣水，去浮肿乏疾，茯神宁心益智，除惊悸之疴。白茯苓补虚劳，而益心脾之有眚（音省即病也），赤茯苓破结血，独利水道以无毒。因知麦芽有功脾化食之功，小麦有止汗养心之力。白附子去面风之游走，夫腹皮治水肿之泛溢。椿根白皮去泻血，桑根白皮主喘息。桃仁破瘀血，兼治腰疼，神曲健脾胃，而进饮食。五加皮坚筋骨以立行，柏子仁养心神而有益。抑又闻安息香辟恶气，且活心腹之痛，冬瓜仁醒脾，实为饮食之资。僵蚕治诸风之喉闭，百合敛肺劳之嗽痿。赤小豆解热毒，疮肿宜用，枇杷叶下逆气，哕呕可医。连翘壳排疮脓与肿毒，石楠叶利筋骨与皮毛。谷芽养脾，阿魏除邪气而破积。紫河车补血，大枣和药性以开脾。然而鳖甲治劳疟，兼破症瘕，龟板坚筋骨，更疗崩疾。乌梅主便血疟痢之用，竹沥治中风声音之失。此六十八种平和之药，更宜拳本草，而求其详悉也。

诸药主治概括

病各不同，药各有主。牙皂细辛以开关，可治中风不语。痰气壅盛，须用南星与木香。语言蹇涩，莫少竹沥与石菖。口眼歪斜，手足搐搦诸风病，则专恃羌防。左瘫血虚，芎归宜用。右痪气虚，术术并尝。羌活川芎，伤寒头痛可止。羌活苍术，遍身疼痛莫忘。止汗桂枝白芍，发汗桂枝麻黄。久汗不出，紫苏青皮为主。肌表热盛，柴胡一味擅长。芩连治内热，若大热谵语，须用栀子与三黄。发渴者，则石羔知母不可少。发狂便实，则伎芒硝大黄。懊恼（注：忧闷也）则用栀于豆豉。痞闷枳实黄连良。胸脯膨闷赖枳梗，虚烦竹叶石膏装。不眠竹茹同枳实，鼻干不眠葛芍藏。玄参升麻阴发癍，茵陈栀予治发黄。中寒阴症，附片干姜。中暑薷扁，中湿白苍。欲知泻火，不可概施。心火黄连，肺火黄芩。脾火白芍，胃火石膏。肝火柴胡，肾、火知母。膀胱小肠柏通灵，三焦之火须栀子，无根之火玄参行。欲漓食积，麦芽神曲为主。欲消肉积，山楂草果莫忘。酒积连梅干葛，或用巴豆，若热积当用大黄。苍术香附，六郁可用。瓜贝权实，结痰宜任。半夏茯苓，为漫痰之帅。白附南星，为风痰所需。痰在两胁宜芥子，至于竹沥姜汁，四肢经络痰宜任。老痰恃海石，肺热咳嗽桑皮芩，咳嗽日久款五味。肺寒则恃麻黄与杏仁，气喘苏子桑白皮。新疟宜截常山能，久疟宜补，白蔻用之如神。痢疾初起，宜下者大黄，里急后重者，末香槟榔。久痢白者气虚，茯术勿失。赤者血虚，芎归可尝，泄泻勿却苍白术，水泻滑石诚为良。久泻诃予肉蔻，并柴提之无伤。呕吐姜汁半夏，霍乱法夏藿香。呃逆治以柿蒂，吞酸治以曲苍，嘈杂黄连栀子，颠气乌药藿香。水肿猪苓泽泻，胀满腹皮厚扑。积聚莪术山棱，宽中砂仁枳壳。在左积为死血，桃仁红花可仗。在右积为食伤，香附枳实可却。枳实与黄连，俱为痞满之药。补阳补气，拳芪为首。补阴补血，归地为先。破瘀归尾桃仁，堤气升麻桔梗。痨嗽声嘶，童便竹沥其阻。暴病吐血，大黄桃仁并臻。久衄芎归莫缺，衄血芩芍成通。止血京墨韭汁，溺血栀子未通。虚汗黄芪白术，眩晕天麻川芎，麻属气虚，人参黄芪可治。

四气功能口诀

药物四气即四性　寒热温凉各分明
寒凉清热主泻火　助阴抑阳功效真
温热助阳抑阴邪　温中散寒气血行

五味功能口诀

欲行欲散取其辛　甘缓补养理最真
味苦燥湿主降泻　酸味固阳又敛阴
软坚润下用咸味　渗湿利水淡味临

升降浮沉口诀

辛甘为阳主浮升　酸苦咸味沉降阴
升主升清浮趋表　沉者主里降下行

药物六陈口诀

枳壳陈皮半夏藏　吴萸狼毒与麻黄
六般之药宜陈久　投服方知功效良

十八反口诀

本草明言十八反　逐一从头说与君
人参芍药并沙参　细辛玄参与紫苏

苦参丹参及前药	一见藜芦便杀人
白芨白蔹和半夏	瓜蒌贝母五般真
莫见乌头与乌喙	逢之一反状如神
大戟芫花同海藻	甘遂以上反甘草
若凡吐蛊用番肠	寻常用之都不好
蜜腊莫与葱白赌	石决明体见云母
藜芦莫使酒来浸	人若犯之都死苦

十九畏口诀

硫黄原为火之精	朴硝一见便相争
水银莫与砒霜见	狼毒最怕密陀僧
巴豆性烈最为上	偏与牵牛不顺情
丁香莫与郁金见	牙硝难合京山棱
川乌草乌不顺犀	人参最怕五灵脂
官桂善能调冷气	若逢石脂便相欺
大凡修合看顺逆	制药配方莫相依

妇人妊娠禁服药口诀

芫斑水蛭及虻虫	乌头附子配天雄
野葛水银并巴豆	牛膝薏苡与蜈蚣
三棱代赭芫花麝	大戟蝉蜕黄雌雄
牙硝芒硝牡丹桂	槐花牵牛皂角同
半夏南星与通草	瞿麦干姜桃仁通
硇砂干漆蟹爪甲	地胆茅根都失中

注：芫：即芫青，又名青娘子。斑：即
斑蝥。

野葛：即钩吻，为马钱科植物胡蔓
藤的金草。

黄雌雄：印雌黄和雄黄。

桂：即肉桂之类。通：即木通。

蟹瓜甲：即螃蟹、爪甲和鳖甲、穿

附李东垣著原药性赋

山甲之类。

地胆：为芫青科昆虫地胆的虫体。

五味入五脏口诀

酸药属木入肝经　苦味属火能入心
甘土入脾辛金肺　咸属水兮肾经行

五脏属五行口诀

肝心脾肺肾五脏　木火土金水五行
肝木心火脾属土　肺属金兮水肾经

引经报使药口诀

太阳小肠足膀胱　藁本羌活桂麻黄
阳明大肠足属胃　葛芷升麻石膏当
少阳三焦足为胆　柴胡青蒿茵陈强
太阴手肺足属脾　杏苏梗桑术干姜
少阴手心足为肾　黄连细辛桂附尝
厥阴心包足经肝　莲心乌梅柴芍防

五脏补泻用药口诀

心经用药口诀

助阳桂附与细辛　泻火黄连栀莲心
龙眼熟地补心血　生地胶冬养心阴
人参五味益心气　朱砂琥珀定心神
通窍菖蒲藿香叶　豁痰牛黄竹沥临
欲化瘀阻急性子　桃仁川芎与丹参

肝经用药口诀

羚羊钩藤息肝风　镇肝赭石与决明
龙胆芦荟泻肝火　滋养肝血首乌贞
柴胡郁金疏肝郁　柔肝止痛归芍灵

香附青皮理肝气　　丹皮姜黄瘀血行

脾经用药口诀

脾气不足参术山　　导滞厚朴枳实唉
温脾干姜吴萸入　　清泻大黄黄连餐
湿胜苍术苓薏苡　　中阳衰羁姜附衔
升清升麻薄荷叶　　醒脾白蔻与佩兰

肺经用药口诀

麻杏紫苏散肺寒　　清肺苓前地骨欢
葶沥白前泻肺饮　　寒痰细辛姜晒干
耙叶瓜蒌肃肺气　　润肺冬花紫菀搬
参芪五味益肺气　　肺阴沙参二冬端
热痰贝母天花粉　　敛肺百合银杏安

肾经用药口诀

肉桂附子补肾阳　　能消阴翳益火方
黄柏知母泻肾火　　生精添液壮水强
五味蛤蚧纳肾气　　壮阳起痿腽肭藏
阳起石与淫羊藿　　菟丝沙苑巴戟良
熟地枸杞益精力　　固精关金樱锁阳
强筋健骨壮腰膝　　鹿茸龟板故纸尝